患者と医療従事者の権利保障に基づく医療制度

新型コロナウイルス禍を契機として考える

岡田行雄［編著］

内山真由美、大場史朗、大薮志保子、岡本洋一、櫻庭 総、森尾 亮［著］

現代人文社

はしがき

　九州大学大学院で指導を受けていた内田博文先生に勧められ、ハンセン病療養所菊池恵楓園をゼミの学生と一緒に初めて訪ねたのは1996年のことであった。そこで入所者の方々からおうかがいした数々の人権侵害に凄まじいショックを受けた。少年法の研究を続けながらも、「らい予防法」が引き起こした差別問題に取り組まなければという思いがずっとあった。

　そのような中、患者の権利保障を定めた医療基本法が制定されようとしているのに、この動きを踏まえた医事法の教科書がないという内田先生のお話を受け、教科書を執筆するための研究会が立ち上げられた。2019年3月のことである。

　本書の執筆者は、内田先生から指導を受けてきた刑事法研究者である。中には、精神医療の問題に取り組んできた者もいるが、医事法の研究者がいるわけではない。それゆえ教科書は受け入れられないのではないか?という疑問が出されるのは当然のことであった。折しもコロナ禍が日本を覆っていた。そこで、まず、患者の人権保障を基軸に据えた医事法によってCOVID-19対策がなされるべきことを内容とする読み物を書いてみてはどうかという提案をある編集者からいただいた。この助言がなければ本書はなかったと言えよう。まず、心からの感謝を捧げたい。

　もちろん、本書の内容については、毎回の研究会で貴重な助言を賜った内田先生に多くを負っている。私たちがどれほど内田先生からいただいた課題や助言にお応えできているかは甚だ心もとないが、謹んで内田先生に本書を捧げたい。

　本書の各章の内容を要約すると、以下のようになる。

　Prologueは、日本を襲っているコロナ禍で患者や家族のみならず医療従事者やその家族までも差別被害に苦しまされている現状から、そもそ

もいずれもその人権が保障されてきたのかを問う。

Chapter.1 は、コロナ禍で露呈した感染症対策の問題にメスを入れる。日本における感染症対策の歴史を踏まえ、社会防衛目的から、良質かつ適切な医療の提供と患者の人権の尊重を謳うものへと転換した感染症法の精神に基づき、あるべき感染症対策を提示する。

Chapter.2 は、医療をめぐる法のあり方にメスを入れる。「濃厚接触者」概念を手掛かりに日本の医事法を成り立たせているハードローとソフトローとの関係を検討し、それらの制定のあり方、医療従事者が規範にいかに向き合うべきかなどを提示する。

Chapter.3 は、医事法全体のあり方にメスを入れる。医事法が、①国・自治体と医療従事者等の関係、②医療従事者等と患者等の関係、③国・自治体と患者等、という3面関係を規律する法であることを前提に、コロナ禍から見えた日本の医療のいびつさの問題を提起し、患者の医療を受ける権利が脅かされている現状改革の方向性を提示する。

Chapter.4 は、コロナ禍における精神医療のあり方にメスを入れる。民間の精神科病院への入院に依存してきた日本の精神医療の歴史を踏まえて、そこで生じてきたさまざまな問題の上に、コロナ禍で生じている問題があることを示し、一般医療から隔絶された精神医療を、障害者の権利条約に基づき一般医療に組み入れる方向での改革の必要性を提示する。

Chapter.5 は、コロナ禍で顕在化した日本の医療費抑制政策と医療従事者を取り巻く労働環境の問題点にメスを入れる。医療保険制度をも視野に入れつつ、経済効率性のみが重視される傾向と医師の労働者としての権利を軽視してきたことが、コロナ禍における医療従事者の過重負担を招いていることを指摘し、その改革の必要性を提示する。

Chapter.6 は、コロナ禍における専門性と国家との関係にメスを入れる。COVID-19対策における「日本モデル」が、差別や排除を加速させたのではないかとの問題を提起し、国から独立した専門性を確保し、政策決定過程の透明化と検証の必要性を提示する。

Chapter.7 は、医師を中心とした医療従事者の養成過程にメスを入れる。日本における医師の養成の歴史をたどりながら、コロナ禍においてより顕在化した現状の問題点を踏まえ、その再構築の必要性を提示する。

Chapter.8 は、コロナ禍で露呈した地方に端を発した医療崩壊問題にメスを入れる。自由開業制がもたらした地域医療の構造を概観した上で、地方における具体的な医療崩壊ケースと、地方公立病院をめぐる裁判を通して、現状では医療崩壊を止める法的な手段がなく、それを止めるためにも患者の人権を保障する医療基本法の制定が必要であることを提示する。

Epilogue は、コロナ禍において医療従事者等にまで及ぶ差別の構造にメスを入れる。このコロナ禍の克服に向けて、「らい予防法」の教訓に学び、差別禁止に実効性をもたせる取組みと患者の人権保障に基づくCOVID-19対策が取られるべきであり、それを通して、医療従事者の人権も保障されるべきことを提示する。

また、本書には、コロナ禍で露呈したさまざまな問題の他、日本の医療が抱えている問題をよりクリアカットし、読者の理解を助けるためのColumn も 6 つ収められている。

本書が、COVID-19 の患者やそのご家族のみならず、コロナ禍に苦しむさまざまな方々、わけても医療従事者やそのご家族に希望の光をもたらすものとなれば、編者として、これに勝る喜びはない。また、コロナ禍のさなか、患者の権利保障を中核とする医療基本法の立法に向けた動きが滞ってしまっているように見受けられるが、本書が、立法に向けた動きを再起動する一助となることも願っている。

もちろん、コロナ禍の制約があり、また、必ずしも医事法の専門家とは言えない執筆者によって書かれたという制約もあるため、本書にはさまざまな不十分な点があるのではないかとも危惧している。本書の至らぬ点については、読者諸賢のご批判やご意見を頂戴できれば幸いである。

最後になったが、本書の出版にあたっては、現代人文社の齋藤拓哉

氏に万事お世話になった。コロナ禍で出版状況も大変厳しい中、本書
の出版をお引き受けいただいたことに、厚く御礼申し上げたい。

執筆者を代表して

岡田 行雄

目次

Chapter.5

新型コロナウイルス禍で顕在化した医療費抑制政策の問題点と医師の労働問題　櫻庭 総（山口大学）······ 109

Chapter.6

新型コロナウイルス禍を契機として専門家と国の関係を考える　大藪志保子（久留米大学）······ 132

凡例

・註は註番号近くの頁に傍註として示した。

・[→●頁] とは、「本書の●頁以下を参照」を意味する。

・判例・裁判例は、たとえば、「最高裁判所令和3年3月26日判決」の場合、「最判令3・3・26」と表記した。

新型コロナウイルス禍で露呈した患者の人権なき医療の脆弱性

岡田行雄（熊本大学）

「仕事を終えた後、タクシーの乗車を拒否された」

「子どもが保育園の登園自粛を求められた」

「なじみの定食屋から来店しないでほしいと言われた」

　日本看護協会は、4月6日から新型コロナに関する相談窓口を開いている。6月29日までの相談件数は702件に上り、中には、差別や偏見に関するものもあったという。同協会は4月、他にも「夫が勤務先から休むように言われた」「子どもが学校でいじめに遭った」といった事例を公表し、対策を講じるよう訴えた。

　毎日新聞が4月下旬に全国57の特定・第1種感染症指定医療機関に行ったアンケートでも、回答した25機関のうち、10機関が嫌がらせや偏見を受けたと回答している。

　関東地方のある病院は、転院が必要な入院患者の受け入れを拒否されたほか、病院内でも発熱外来の担当職員が他の職員から「触れたところが汚いから消毒しろ」などと暴言を浴びた事例があったと取材に明かしている。

（毎日新聞2020年7月14日朝刊）

COVID-19治療現場を襲う差別

　新型コロナウイルス感染症（以下、COVID-19）の患者が日本でも2020年1月16日に報告されて、1年が過ぎようとしている中で、さまざまな被害（以下、コロナ禍）が引き起こされている。その中でも、COVID-19治療に当たっている医療従事者やその家族への差別被害は特筆すべきものがある。

　このような差別被害を目の当たりにしたときに、彷彿とさせられるの

は、ハンセン病者の家族への差別被害である。ハンセン病は、らい菌に感染することによって発症する感染症の一種である。このハンセン病を発症した者は、1996年に廃止された「らい予防法」によって、ハンセン病療養施設に隔離・収容されてきたが、この「らい予防法」は、ハンセン病者の家族への差別被害をも引き起こした。この点については、熊本地方裁判所が、2019年6月28日に、原告からの国家賠償請求を認容した、いわゆるハンセン病家族訴訟についての判決において明示されている[1]。この判決では触れられていないものでも、ハンセン病者の家族が自殺に追い込まれたケースも少なくなく、ハンセン病者の子ども達が小学校への登校を拒否された竜田寮事件など、ハンセン病者の家族への差別被害は枚挙に暇がない[2]。

　こうした差別は、法律が、実は感染力が極めて弱いハンセン病を恐るべき伝染病と位置づけ、ハンセン病者の隔離を強調し、行政が「無らい県運動」を展開したために引き起こされた側面が強い。この構造は、残念ながら、今回のコロナ禍でも見事に踏襲されてしまっていると言わざるをえない。

　再び繰り返されてしまったCOVID-19の患者のみならず、その家族にまで及ぶ差別被害は、COVID-19の治療現場にも及んでいる。それはCOVID-19の治療を妨げるだけでなく、むしろCOVID-19の拡大に寄与する悪循環をも生み出していると言えよう。私たちは、この問題にどのように取り組むべきなのであろうか?

----

1 熊本地判令1・6・28判例時報2439号（2020年）4頁。なお、ハンセン病家族訴訟の意義などについては、内田博文「ハンセン病国賠訴訟（熊本地判令1・6・28）について」判例時報2439号（2020年）312頁以下参照。
2 ハンセン病者の家族への差別被害については、内田博文『ハンセン病検証会議の記録』（明石書店、2006年）327〜330頁参照。竜田寮事件については、無らい県運動研究会『ハンセン病絶対隔離政策と日本社会』（六花出版、2014年）243頁以下参照。

日本におけるコロナ禍

　いまや世界中に拡散した感のあるコロナ禍は、社会にさまざまな影響を与えている。学校の授業や大学の講義のオンライン化を始め、ヨーロッパなどでは、法的に大小さまざまな商店や飲食業を中心に法的に営業停止が義務付けられるなど、地域経済のみならず、一国の経済にも大きな影響を与えている。もっとも、個々の営業者への経済的打撃を補填するさまざまな給付が迅速になされる仕組みも整えられた。[3]

　他方、日本の場合、学校授業や大学の講義では同様なオンライン化が推奨されている点では他国と同様であっても、現時点でも、一部の飲食店に対して、法的な営業規制ではなく、「自粛をお願いする」形が主流であって、経済的打撃を補填する給付も極めて限定的で、それも迅速とは言えない状況にある。[4]しかも、他国と比べて決定的に異なる点は、感染症予防策が不十分だったからCOVID-19が発症したのだと言わんばかりの患者の自己責任論の横行である。とりわけヨーロッパ、ましてやアメリカにおいてもCOVID-19の患者を自己責任だとみなす傾向は日本ほど強いものではない。[5]まさに日本ならでは

---

3 たとえば、ドイツでは、就業時間の短縮時の事業者への手当および被用者への補償が民法典や社会保障法典にもともと規定されていたところ、COVID-19への対応として時短によって賃金が減少する部分の一部を事業者に手当として補償し、事業者は被用者に時短時の賃金を支払い、雇用を継続できるようにするなどの法改正が実施された。奥田喜道「ドイツにおける新型コロナウイルス感染症への対応」法と民主主義 549 号（2020 年）18 〜 19 頁参照。

4 周知のように、2020 年 4 月 20 日に閣議決定された「新型コロナウイルス感染症緊急経済対策」に基づいて 1 人 10 万円給付されることになった特別定額給付金もあらゆる者に迅速に給付されたわけではない。最も感染症の影響を受けやすいと考えられる、ホームレスは住民登録がないという理由で給付の対象外とされてもいると報じられている。この報道については以下の URL を参照〈https://www.jiji.com/jc/article?k=2020082100755&g=pol（最終確認 2021 年 1 月 8 日）〉。

5 三浦麻子ら心理学者の研究グループが実施した、2020 年 3 〜 4 月の時点で、日本とアメリカ合衆国、イギリス、イタリア、中国の 5 カ国でそれぞれ 4 〜 500 人

の現象と言わねばならない。

　こうした自己責任論のまん延は、犯罪者の家族にも責任を問う傾向[6]もあって、COVID-19 の患者およびその家族にまで差別被害を及ぼしている。[7]さらには、こうした動きは、感染症予防策に十分に取り組んでこなかったとされた者への検査や治療における差別を引き起こしかねない。そうした事態が生じているとすれば、国連特別報告書「新型コロナウィルス感染症に関して例外はあってはならない"すべての人は人命救助を受ける権利がある"」(2020 年 3 月 26 日)[8]に反するものである。

を対象にインターネットで、「感染する人は自業自得だと思うか」との質問に、「全く思わない」から「非常に思う」まで賛否の程度を 6 段階で尋ねた結果が公表された。それによると、「どちらかといえばそう思う」「ややそう思う」「非常にそう思う」の 3 つの答えのいずれかを選んだのは、米国 1%、英国 1.49%、イタリア 2.51%、中国 4.83%だった。これに対し、日本は 11.5%で最も高く、反対に「全く思わない」と答えた人は、他の 4 カ国は 60 〜 70%台だったが、日本は 29.25%であった。読売新聞 2020 年 6 月 29 日〈https://www.yomiuri.co.jp/national/20200629-OYT1T50107/（最終確認 2020 年 12 月 24 日）〉。

6 犯罪者の家族に対する誹謗中傷の状況については、鈴木伸元『加害者家族』(幻冬舎、2010 年) 12 頁以下参照。

7 加害者家族支援を行う NPO 法人 World Open Heart (WOH) は、2020 年 9 月 1 日から、COVID-19 の患者やその家族の個人情報がインターネット上で暴露され、誹謗中傷によって転居を余儀なくさせられるまで追い詰められている状況があるとして、電話相談を開始した。詳しくは以下の URL を参照〈http://www.worldopenheart.com/news200901.html（最終確認 2020 年 12 月 19 日）〉。

8 この報告書では、障害を持つ人々、高齢者、マイノリティーの集団、先住民族、国内避難民、極度の貧困状態にある人々、人口密度の高いところに住んでいる人々、居住型施設に住んでいる人々、身柄を拘束されている人々、ホームレスの人々、移民や難民、薬物依存の人々、LGBT やジェンダーの多様な人々があまねく救助されるべきことが説かれている〈https://www.ohchr.org/EN/NewsEvents/Pages/DisplayNews.aspx?NewsID=25746&LangID=E（最終確認 2020 年 12 月 19 日）〉。なお、日本語訳としては以下のウェブサイトを参照した〈http://www.nagoya.ombudsman.jp/himitsu/200326.pdf（最終確認 2020 年 12 月 19 日）〉。この趣旨を敷衍すれば、いかなる者であろうとも、等しく COVID-19 の治療が受けられるべきことが導かれるはずである。

コロナ禍で疲弊させられる医療現場

　日本のコロナ禍では、COVID-19の患者やその家族のみならず、冒頭の新聞記事にもあるように医療従事者や家族にまで差別被害が及んでいる。そこで、厚生労働省は、2020年4月17日に、都道府県等に対して「医療従事者等は、感染防御を十分にした上で、対策や治療にあたっている。新型コロナウイルス感染症の対策や治療にあたる医療従事者等の子どもに対する偏見や差別は断じて許されるものではなく、市区町村及び関係者等においては、このような偏見や差別が生じないよう十分配慮すること」との通知を発した[9]。また、2020年4月以降に、続々とCOVID-19の患者等への差別を禁止する条例が各地で制定されたと報じられてもいる[10]。しかし、これらに実効性がないことは明らかである。

　その結果、コロナ禍において日本の医療従事者は、単に緊張状態でCOVID-19の治療に従事しなければならないだけでなく、自らやその家族が差別被害に苦しみ、その生活を維持することさえ大変な状況にある。

　済生会理事長の炭谷茂は、次のように医療従事者やその家族への差別被害の状況を詳述している。

　　済生会の神奈川県に所在する病院では、ダイヤモンド・プリンセス号でのコロナ患者発生直後から神奈川県等からの依頼により治療に当たった。治療に当たった看護師の中には、本人が感染の

----

9 厚生労働省令和2年4月17日事務連絡「医療従事者等の子どもに対する保育所等における新型コロナウイルスへの対応について」参照〈https://www.mhlw.go.jp/content/000622822.pdf（最終確認 2020年12月20日）〉。
10 東京新聞の調べでは、2020年10月24日までに少なくとも20都県市で差別禁止を盛り込んだ条例が成立したと報じられている（東京新聞10月25日）〈https://www.tokyo-np.co.jp/article/64003（最終確認 2020年12月19日）〉。

危険を感じつつ、万一家族に感染させることを心配して自宅に帰らず看護師宿舎に宿泊している人もいた。

このほか全国の済生会の病院では、献身的にコロナ感染者の医療に当たってきたが、従事している病院の医師、看護師等が地域で差別を受けるようになった。本人や家族が近所の人と疎遠になった。露骨に「コロナがうつる」と言われた、子どもが保育園の登園を拒否された、保育園でいじめにあった、家族が出社を拒否されたなどの報告があった。[11]

そこで、炭谷は、地方紙で医療従事者に対する差別・偏見をやめるように訴えたが、その記事の掲載後、「医療従事者を避けるのは当然の行為ではないか」という反対意見が、電話やインターネット上で炭谷に寄せられたという。さらに、炭谷はCOVID-19の患者の治療にあたった病院が、「コロナ病院」と住民の間で噂をされ、病院の利用者が減少し、経営に打撃を受けたとも指摘している。[12]

つまり、日本のコロナ禍において、医療従事者は自身やその家族まで差別被害を受けるのみならず、経済的な苦境にも曝されているのである。日本病院会などがCOVID-19の感染拡大による病院経営状況を把握するために実施したアンケート調査結果をまとめた、「新型コロナウイルス感染拡大による病院経営状況緊急調査」によれば、2020年4月度は病院の外来患者・入院患者ともに大幅に減少しており、経

----

11 炭谷茂「コロナにおける医療従事者の人権問題」部落解放794号（2020年）23頁。

12 炭谷・前掲註11論文23頁参照。

13 このアンケートによる調査期間は2020年5月7日から5月21日までで、4,332病院を対象として、メールで調査票を配布し、5月21日までの回答数が1,317で、うち有効回答数は1,307、有効回答率は30.2%であった。この調査結果については、以下のURLで参照可能である〈https://www.hospital.or.jp/pdf/06_20200527_01.pdf（最終確認2020年12月21日）〉。

営状況は著しく悪化し、特にCOVID-19の患者の入院を受入れた病院では、診療報酬上のさまざまな配慮はあったものの経営状況の悪化は深刻であったとされる。その結果、医療従事者のボーナスカットなどの減収がもたらされることになった。

　ところで、後述するように、日本の医療は、歴史的に民間によって担われ、公的なものは圧倒的に少ない（Chapter.8参照［→175頁］）。このため、経営の論理が前面に出やすいだけでなく、経営不振となると、真っ先に医療従事者に経済的なダメージが及ぶ構造がある。つまり、医療機関も自助優先で公助は乏しいという点で、まさに自己責任を負わされているのである。しかも、ハンセン病対策が「らい予防法」という形で、警察力まで用いた強制隔離政策に行きついた歴史からも明らかなように、感染症対策が患者隔離による社会防衛に重点が置かれた点で（Chapter.1参照［→26頁］）、精神医療との類似性を指摘できるほど（Chapter.4参照［→96頁］）、他の疾病に対する医療とは異質なものを抱えさせられてきた。そうすると、感染症医療現場にはますます自助が要求される構造があったと言わなければならない。

　このような事情も重なって、COVID-19の医療の中核を担う部門は、ますます疲弊させられることになったのである。

医療従事者の人権保障は？

　日本のコロナ禍がCOVID-19の患者等のみならず、医療従事者までも苦しめている現状が明らかとなっている。しかし、そもそも、医師を始めとする医療従事者の人権は保障されてきたのであろうか？

　植山直人は、日本の医師の労働時間が突出して長く、この長時間労働問題と24時間体制の病院の当直業務との関連性が大きいことを

指摘している。[14]

　厚生労働省が2016年に実施したいわゆる勤務医の10万人調査では、過労死ラインを超えて働く医師が約4割、過労死ラインの2倍を超えて働く医師が1割以上、過労死ラインの3倍を超えて働く医師が1.6%存在すると報告されている。[15]

　加えて、全国医師ユニオンなどが実施した「勤務医労働実態調査2017」[16]によれば、本来の意味である通常業務がほとんどない当直は13.7%に過ぎず、逆に当直の中身が通常業務と同じというものが34.5%に上っており、しかも当直明けの勤務は通常勤務が78.7%と、十分に休みを取れない状況が浮き彫りになっている。[17]つまり、医師といえども、労働者であるにもかかわらず、安全な環境で働くという労働者としての人権が十分に保障されてこなかったことがうかがわれる（医師の労働環境についてはChapter.5参照［→118頁］）。

　このことは、看護師などの他の医療従事者にも妥当する。たとえば、日本医療労働組合連合会のウェブサイトで公表されている「2017年看護職員の労働実態調査結果報告」[18]によれば、日勤の時間外労働

----

14 植山直人「勤務医の労働と『働き方改革』」医療福祉政策研究3巻1号（2020年）49頁参照。

15 過労死ラインとは、時間外労働月80時間・年960時間を指し、これを超える者が病院勤務医で40.5%に上っている。厚生労働省・医師の働き方改革に関する検討会「医師の働き方改革に関する　検討会報告書」（2019年）37頁の表参照。この報告書については、以下のURLで参照できる〈https://www.mhlw.go.jp/content/10800000/000496522.pdf（最終確認2020年12月23日）〉。

16 2017年7月1日から同年9月30日に1,803名の勤務医から得たアンケートを基にしている。この調査については、以下のURLで参照できる〈https://www.hokeni.org/docs/2018031600036/file_contents/180220_union_workingdr2017-D.pdf（最終確認2020年12月23日）〉。

17 労働時間管理は自己申告によるという回答が51.5%を占め、先月の休みが0回という回答が10.2%に上ることからすると、回答した医師が休みなく働いている状況が浮かび上がる。

18 病院、診療所だけでなく訪問看護や老人保健施設などの介護施設で働く看護職員を対象にして、2017年5月1日から同年7月25日までに実施された調査で33,402の回答に基づいている。この調査については、以下のURLで参照できる

について、始業時間前30分以上が53.2％、就業時間後30分以上が73.9％であり、同じ指標で、准夜勤の場合60.4％と56.6％、深夜勤務の場合、54.7％と63.8％であって、時間外労働が昼夜を問わず常態化していることがうかがえる。また、看護師の過労死ラインとされる月60時間以上の時間外労働が前月にあったとの回答が0.8％もあり、全国の看護職員約142万人に当てはめると1万人以上の看護職員が過労死ラインで働いていることも推測できる状況にある。しかも、いわゆるサービス残業も強いられ、勤務時間における休憩も十分に取れておらず、さまざまなハラスメント被害に遭っている実態も浮き彫りとなっている。

　以上、ごく簡単な実態調査によっても、コロナ禍以前から、少なくない医療従事者が十分に休みも取れないまま長時間労働を強いられてきたことは明らかである。言い換えれば、コロナ禍以前から、労働者としての医療従事者の人権が保障されているとは言えない状況にあったと言わねばならない。

医療における患者の人権保障は？

　それでは、こうした医療従事者から医療の提供を受ける側である患者の人権は保障されてきたのであろうか？

　患者の権利保障に向けて理論的営為を積み重ねた池永満は、かつての日本の医療現場においては、日常的な医療の中で、患者が治療を受ける目的や内容についてほとんど医師から説明を受けないままに、「任せておきなさい」という形で手術を受けて、結果において死亡してしまう、あるいは、投薬された薬の危険性などを知らないままに

〈http://irouren.or.jp/research/078cf0cae1596c1abac17d5303ac95503599b3bd.pdf（最終確認 2020 年 12 月 23 日）〉。

服用して、副作用のために事故が起こるという状況が、医療紛争を通して顕在化する構造があると指摘した。[19]このように患者は医師から治療や投薬に関する情報を受けられず、まさに治療を受ける客体という状態に置かれていた。

また、医師が、患者の意思に基づかずに治療を行う、専断的治療行為も、治療目的があれば正当であって、刑法上の違法性は阻却されると多くの論者によって主張されてきた。[20]

つまり、医療現場において、医師や医療従事者のみならず、患者もまた、その人権が保障されてきたとは言いがたい状況にある。というのも、ただちに治療を受けるか否か、あるいは、治療の選択肢が複数ありうる場合に、どの治療を選択することができないか、そもそもその治療に関する情報すら医師から提供されない状況にあったからである。

患者の人権保障なき医療の脆弱性

日本の医師を始めとする医療従事者のマンパワー増強は抑制されてきた（Chapter.5参照［→118頁］）。その上で、医療従事者は過重労働を強いられ、その労働者としての人権を制約されてきた。そうした多忙な医療従事者に、患者に対して、その疾病と具体的な治療法を説明した上で、患者が適切にそれを理解し、治療の時期や治療方法を選択できるようにする時間的な余裕があるとは考えられない。つまり、患者の人権が保障されてこなかったことと、医療従事者の人権が保

----

19 池永満『患者の権利』（九州大学出版会、1994年）4頁参照。

20 専断的治療行為もただちに処罰されるという実務運用はなく、しかも、医師に治療目的さえあれば、その違法性が阻却される、つまり正当化されるという見解も刑法学においてかつては有力であったことについては、内藤謙『刑法講義総論（中）』（有斐閣、1986年）529 ～ 531頁参照。

障されてこなかったことは相関しているように見受けられる。

　このような状況下にある日本を襲ったコロナ禍が、COVID-19の患者等の人権保障のみならず、医療従事者の人権保障にも影響を与えないはずがないと言うべきであろう。もともと限られた人的資源の下で、いわゆる「ガンバリズム」によって支えられてきた日本の医療について、欧米に比べるとCOVID-19はまん延していないにもかかわらず、欧米よりも早い段階で、その崩壊の危機が叫ばれることは、ある種の必然であるとも言える。つまり、こうしたコロナ禍を通して医療崩壊が声高に叫ばれる状況を、ヒト・モノ・カネの補給がないままに、国民からの応援のエールだけで乗り切ることができるわけがないことも必然なのである。

　また、患者の人権保障が欠けていることは、ハンセン病患者やその家族への差別が繰り返されてきたことと無関係であるわけがない。ハンセン病患者にも、その病状についての適切な説明がなされ、その治療法を患者自身が選べるという人権が保障されていたのであれば、そもそもハンセン病患者等への差別は起こりようがなかったからである。このように考えてみると、COVID-19の患者等への差別もいわば同根に発しているものと言えよう。

　他方で、1981年の第35回世界医師会総会において、「患者は自分の医師を自由に選ぶ権利を有する」こと、「患者は十分な説明を受けた後に治療を受け入れるか、または拒否する権利を有する」ことなどを定めた患者の権利に関するリスボン宣言が発表され、法律などに取り入れられていった欧米では、コロナ禍にあっても、日本と比較にならないほどの充実したPCR検査体制や治療体制が確立している。日本の医療が基本的に民間依存で、公的なものが乏しいという歴史

----

21 リスボン宣言が発表される経緯と、それがスウェーデンやアメリカにおいて立法として取り入れられていったことについては、池永・前掲註19書77～79頁参照。

的事情に加えて、日本のCOVID-19の検査体制や治療体制がいまだに十分でないことと、患者の権利についての基本法さえない状況とを併せて考えてみると、患者の人権保障が欠けているからこそ、日本の医療は貧弱なままで、公的なバックアップも乏しいまま、医療従事者が「ガンバリズム」を強制されているのではないかという疑問を禁じえない。

あるべき医療に向けて──医療従事者と患者の人権保障は車の両輪

　以上の疑問を起点に考えていくと、COVID-19の患者であるからこそ、手厚くその人権が保障されることが、コロナ禍における医療を充実させ、さらには、医療従事者の人権を保障することにつながるのではないかとの展望が見えてくる。

　言い換えると、医療従事者の人権保障と患者の人権保障は車の両輪であって、どちらも欠けてはならず、またどちらかだけでは足りないのではないかと言うべきであろう。その理由は以下の諸点に求められる。すなわち、これまでのどちらの人権保障もなされぬままでは、コロナ禍において患者が適切な医療を受けられなくなるだけではなく、医療従事者も、あたかも補給のない戦場で孤立するかのごとしで、疲れ果てて倒れてしまうことになるのは必至である。一方、患者の人権保障だけで、医療従事者の人権保障が欠けていては、患者の人権保障も掛け声倒れに終わることも必至である。他方、医療従事者の人権だけが保障されたとしても、患者の人権保障を伴わなければ、潜在的な患者も含めた市民の支持は得られず、結局、医療従事者の労働条件の改善などは実現しないままに終わる可能性が極めて高い。

　2020年8月に開催された日本医事法学会特別WEBシンポジウム

「感染症対策の法と医療——新型コロナ問題の背景は何か[22]」では、コロナ禍に見られるような大規模感染症は、一種の自然災害であるとの認識が示された。しかし、上で見たような日本の医療が持つ歴史的な構造に照らしたときに、きっかけは自然災害的なものと同じであったにせよ、自然災害とまったく同じとばかりは言えず、一種の人災というべき側面があることは否定できないように思われる。こうした日本の医療が持つ構造に患者の人権保障という国際的に共有されていると思われる価値に基づくメスを入れることが求められている。

そこで、本書の以下の章では、患者の人権保障を基軸に据えて、コロナ禍におけるあるべき医療の姿を、個別のテーマに分けて論じることとしたい。

読書案内

内田博文『ハンセン病検証会議の記録』(明石書店、2006 年)

2001 年の「らい予防法」違憲国賠訴訟に関する熊本地裁の違憲判決が確定したことを契機に 2003 年に設置された、ハンセン病問題検証会議が 2005 年に厚生労働大臣に提出した最終報告書をまとめたもの。とりわけハンセン病差別に関する法律家やマスメディアなどの責任が丹念に検証されており、ハンセン病差別の構造を学べる。

無らい県運動研究会『ハンセン病絶対隔離政策と日本社会』(六花出版、2014 年)

法によるハンセン病差別を牽引した戦前・戦後の「無らい県運動」がどのようなものであり、それがどのような差別被害を各地でもたらしたのかを明らかにするもの。国が打ち出した絶対隔離政策に市井の者が協力を余儀なくされ、ハンセン病差別の加害者とされる構造を学べる。

---

22 この特別 WEB シンポジウムについては YouTube で閲覧可能である〈https://www.youtube.com/watch?v=OiNP7VWwpUM（最終確認 2021 年 1 月 8 日)〉。

Chapter. 1 日本における これまでの感染症対策

内山真由美（佐賀大学）

「東京都、感染調査対象見直し、高齢者など重点」

　新型コロナウイルスの感染拡大を受けて東京都は、感染者の感染経路や濃厚接触者を調査する「積極的疫学調査」を、高齢者が多数いる場所など重症化リスクの高い対象に絞る方針だ。

　都内では感染者が急増し、疫学調査や入院調整などを担う保健所の業務が逼迫している。医療機関や宿泊療養先への移送が追いつかず、「調整中」となっている人は10日時点で6930人に上る。効率的に入院・療養につなげ、早期に医療提供体制を立て直す必要がある。

　都は10日、千葉、埼玉、神奈川の3県とともに調査体制の見直しを国に要望した。小池百合子都知事は同日、都庁で記者団に「救うべき命を確実に救うため、感染者数が一定数以上増加している場合、（国は調査を）重点化、簡略化する基準を示してほしい」と述べた。

　4都県は今後、高齢者や学校関係者、医療関係者らを重点的に調査するとみられる。

（日本経済新聞 2021年1月11日朝刊）

はじめに

　COVID-19の第3波が猛威を振るう東京都では、上記の新聞記事にあるように、公衆衛生の要である保健所の対応が追いつかず、感染の拡大が懸念される状況にある。感染症対策などの公衆衛生行政は、日本国憲法25条2項——「国は、すべての生活部面について、

社会福祉、社会保障及び公衆衛生の向上及び増進に努めなければならない」——に基づく国・地方公共団体の取組みである。感染症対策の基本となる「感染症の予防及び感染症の患者に対する医療に関する法律」(以下「感染症法」という) は、感染症の発生及びまん延を防止することを直接的な目的とし、公衆衛生の向上及び増進を図ることを究極的な目的とする (1条参照)[1]。同法は、感染症の発生・まん延を防止するための手段について、予防措置を講ずることと、感染症にかかった患者に医療を提供することとする。逐条解説によれば、「感染症の予防とは、感染症が発生し、特に社会的にまん延 (感染症にかかった患者が増加していく〈状態〉) を防止すること、すなわち感染症による被害が拡大していくことを防止することを意味」し、「『医療』、『治療』とは、いったん感染症にかかった患者を治すことを意味」する[2]。

　このように、感染症法は、感染症のまん延を防止し、患者に対する医療の提供を規定している。それでは、コロナ禍においてこのことは守られた／守られているであろうか。冒頭の新聞記事のとおり、保健所の対応が感染者の急増に追いつかず、まん延の防止はうまくいっているとはいえない。そして、自宅待機の患者が生じていることからも、医療の提供についてもうまくいっているとはいえない状況である。なお、2020年4月、埼玉県でCOVID-19陽性と判定された男性が、症状が安定していたため軽症者として自宅待機していたところ、容体が悪化して入院前に亡くなるなど[3]、自宅待機は突然の重症化に対応できず患者にとっては危うい措置である (宿泊療養も同様)。

　本章では、まず、感染症をめぐる法制度の推移を概観し、感染症

---

1 厚生労働省健康局結核感染症課監修『詳解　感染症の予防及び感染症の患者に対する医療に関する法律〔四訂版〕』(中央法規・2016年) 36頁。
2 厚生労働省健康局結核感染症課監修・前掲註1書36頁。
3 日本経済新聞「自宅待機の軽症者死亡、埼玉の50代男性、入院前に容体悪化」2020年4月23日夕刊。

法の特徴について確認する。次に、COVID-19対策において明らか
になった感染症法の問題について、行政検査、保健所、感染症指
定医療機関の3つを取り上げて検討する。

感染症をめぐる法制度の推移

1　明治初期のコレラ対策から伝染病予防法の廃止まで

　日本の公衆衛生行政の歴史を振り返ると、感染症対策は、長い間、
警察を担い手とした患者の隔離による社会防衛に重点を置いていた。
1879年の「コレラ病予防仮規則」は、患者発生の届出・検疫委員の
配置・避病院の設置・患家の標示および交通遮断・汚染物体の処分
禁止・清潔消毒方法の施行・患者の死体の処置・官庁における予防
方法などを定めた。同年にはコレラの患者数16万人、死亡者数10
万人を超えていたというから、患者を隔離し感染の拡大を防止する社
会防衛に注力したのも無理はないといえそうである。だが、公衆衛生
行政が警察力によって推進されたことで、人々は感染症への恐怖と
忌避をいっそう強くした。なお、衛生警察業務が保健所に移管された
のは、戦後1947年の保健所法改正によってである。

　「コレラ病予防仮規則」の翌1880年に定められた「伝染病予防規
則」は、以後100年にわたり日本の公衆衛生行政の基本となる「伝
染病予防法」に改められた（1897年）。1919年には、急激な近代化
に伴い社会にまん延した結核への対策として「結核予防法」が制定さ
れた。同法は、「急性感染症の予防対策に近く、感染源除去対策に
重点が置かれたものであった[4]」。

　それから100年を経て、「伝染病予防法」は、「性病予防法」、「後

4『平成26年版　厚生労働白書』5頁〈https://www.mhlw.go.jp/wp/hakusyo/kousei/14/
dl/1-01.pdf（最終確認2020年12月21日）〉。

天性免疫不全症候群の予防に関する法律」とともに廃止統合された。以来、感染症対策の基本となる法律は、「感染症の予防及び感染症の患者に対する医療に関する法律」（1998年制定・翌年施行）である。

2　感染症法の制定

「伝染病予防法」はその題名に明らかなように、伝染病の予防を目的とする法律であった。それに対して、感染症法は、「感染症の予防及び感染症の患者に対する医療に関する法律」という。ここに、感染症法が、感染症の予防のためだけに存在するのではなく、感染症の患者に医療を提供するためのものであることが示されている。感染症法の「前文」を見てみよう。

感染症法の「前文」は、わが国においてハンセン病や後天性免疫不全症候群等の感染症の患者等がいわれのない差別・偏見を受けた事実を重く受け止め、これを教訓として今後に生かすこと、感染症の患者等の人権を尊重しつつ、良質かつ適切な医療の提供を確保すること、これらを制定の理念とする。

感染症法は、制定後数次にわたり改正されている。2003年改正では、感染症の分類に五類を加えて疾病を見直すとともに、指定感染症とされていた重症急性呼吸器症候群（SARS）を二類感染症に加えた。2006年改正においては、「結核予防法」を廃止して感染症法に統合するとともに、患者の人権に関する手続保障を設けた。法の目的及び基本理念における文言を、感染症の患者等の人権への配慮から患者の人権の尊重に改めた（2条、3条）。人権の「配慮」から「尊重」に文言が変更された背景には、2001年の「らい予防法」違憲国賠訴訟熊本地裁判決および2005年のハンセン病問題に関する検証会議の最終報告書がある。また、手続保障として、入院勧告・入院措置の際の適切な説明の努力義務（19条2項、20条6項）、最小限度の措置の原則（22条の2）、苦情申出制度（24条の2）を整備した。

2008年改正においては、主に新型インフルエンザへの対応がなされ、2014年改正では、H7N9型の鳥インフルエンザや中東呼吸器症候群（MERS）が二類感染症に追加された。

3　人権を尊重するための感染症法の規定

　新型コロナウイルス（SARS-CoV-2）など、人から人へ感染して周囲に感染が広がるという感染症の性格から、患者・家族等への差別・偏見が生まれやすい。また、感染の拡大を防止するために、行き過ぎた隔離など人権侵害が起こりやすい。

　そのため、感染症法は、感染症に関する正しい知識の普及等を国及び地方公共団体の責務とする（3条）。国民には、感染症に対する正しい知識を持ち、感染症の患者等の人権を損なわないこと、つまり、感染症の患者等に対して差別したり偏見を持ったりしないようにするよう求めている（4条）。

　特に入院について、適正手続を保障する制度を整えている。①入院勧告の前置（19条1項、20条1項）、②適切な説明の努力義務（19条2項、20条6項）、③時限的な入院（19条、20条）、④書面による通知（23条）、⑤応急入院勧告等の事後報告（19条7項）、⑥感染症診査協議会の設置（24条）、⑦入院延長に関する意見聴取手続（20条6項から8項）、⑧退院請求等（22条、25条）、⑨最小限度の措置の原則（22条の2）、⑩苦情の申出制度（24条の2）、⑪入院期間が長期化した場合における審査請求の特例（25条）がある。なお、入院勧告・入院措置がとられた場合の医療費については、公費等により負担することとされている（37条、37条の2）。

　患者の人権を直接侵害する検体の採取等、健康診断、就業制限、入院勧告・入院措置、患者の移送といった措置は、最小限度でなければならない（22条の2）。すなわち、それらの措置は、「感染症を公衆にまん延させるおそれ、感染症にかかった場合の病状の程度その

他の事情に照らして、感染症の発生を予防し、又はそのまん延を防止するため必要な最小限度のものでなければならない」。逐条解説によれば、「本条の原則に反し、必要な最小限度を超える措置は、違法となる余地がある」。

　このように、感染症法は、患者の人権の尊重と良質かつ適切な医療の提供の確保を中核とし、強制的な措置を抑制するための規定を持つ。

COVID-19で露呈した感染症法の問題——患者の治療と感染症のまん延防止

　「感染症をめぐる法制度の推移」で見たように、現在の感染症対策は、明治初期からの社会防衛のみを目的とするものから、良質かつ適切な医療の提供と患者の人権の尊重を謳うものへと転換した。一方で、COVID-19の発生と感染の拡大に伴い、感染症対策の問題が露わになった。ここでは、そのうちの感染症法と関わりの深い、行政検査、保健所、感染症指定医療機関の3つを取り上げよう。

1　行政検査

　2020年2月に指定感染症とされたCOVID-19について、感染の可能性がある者に対するPCR検査は、感染症法の定める行政検査として実施される。

　医師は、感染症法に届出が必要とされている疾患を診断したとき、その者の氏名、年齢、性別等の事項を最寄りの保健所長を経由して都道府県知事に届け出なければならない（12条）。COVID-19の場合、

---

5 厚生労働省健康局結核感染症課監修・前掲註1書127頁。
6 届出を怠った場合は、50万円以下の罰金に処される（感染症法77条1号）。

医師はただちに届出が必要である。PCR検査は、届出の基準について定める通知に基づき、医師がCOVID-19を疑う場合に、実施される。[7]

　感染症法は、保健所において検体を採取し、地方衛生研究所に輸送し、そこで検査を行うといった仕組みを念頭に置いている。COVID-19については、保健所等に「帰国者・接触者相談センター」が設置され、また、感染の疑いのある人の診療・検査を行う帰国者・接触者外来等が設置された。流れとして、症状等から感染が疑われる者は同センターに電話で相談し、同センターが帰国者・接触者外来の受診を必要と判断した場合、本人が同外来を受診し、医師が検査の必要があると判断するとき、PCR検査が受けられるというものであった。

　2020年9月、厚生労働省は、季節性インフルエンザとCOVID-19の鑑別が困難であることから、発熱患者等が、帰国者・接触者相談センターを介することなく、かかりつけ医等の地域の医療機関（診療・検査医療機関）を相談・受診し、検査を受けられる体制を整備するよう都道府県に求める通知を発出した。[8]　なお、本通知は、センターの名称について、各都道府県に「受診・相談センター」等適切な名称に変更することを求めたことから、現在は都道府県ごとに異なる名称が使用されている。こうした運用により、2021年1月現在、診療所で診療から検査まで行うことが可能となっている。

　検査で陽性となった場合は、18条に基づき就業制限がかかり、19

7「感染症の予防及び感染症の患者に対する医療に関する法律第12条第1項及び第14条第2項に基づく届出の基準等について（一部改正）」（令和2年5月13日健感発0513第4号厚生労働省健康局結核感染症課長通知）〈https://www.mhlw.go.jp/content/10900000/000630264.pdf（最終確認2020年12月21日）〉。
8 厚生労働省「次のインフルエンザ流行に備えた体制整備について」事務連絡令和2年9月4日〈https://www.mhlw.go.jp/content/000667888.pdf（最終確認2020年11月25日）〉。

条に基づき都道府県知事による感染症指定医療機関への入院勧告・措置が実施される。また、保健所は本人への聞取りにより患者の行動について把握し、濃厚接触者（患者の感染可能期間に接触した者のうち、患者と同居していたり長時間の接触があったりした者など）を特定し、リストアップする。濃厚接触者に対しては、15条に基づき聞取りを実施して健康状況を調査するなどの疫学調査を行う。健康観察と外出自粛要請に傾注することで、感染の拡大防止が目指される。

　世界保健機関（WHO）のテドロス事務局長は、2020年3月16日、各国に検査を徹底するように求めた。[9] 専門家会議においても、PCR検査は「現状では、新型コロナウイルスを検出できる唯一の検査法であり、必要とされる場合に適切に実施する必要があります」[10]とされた。このように、検査の拡充は、感染拡大防止にあたり不可欠だと位置づけられている。

　同時に、専門家会議は、設備や人員に制約があることをいい、[11]実際に検査は抑制された。「特に4月上旬から中旬にかけて感染者数の増大が見られた時期に、医師が必要と判断した者に対し、PCR等検査が迅速に行えない地域が生じた」[12]。

　感染症法に立ち返ってみよう。感染症法は、国及び地方公共団体に、病原体等の検査能力の向上を図ること（3条1項）、国に病原体等の検査等を図るための体制を整備し、地方公共団体に必要な技術的・財政的援助を与えるよう求めている（3項）。しかし、感染症法が

9「WHO、各国に検査徹底要請」日本経済新聞2020年3月17日夕刊。
10 新型コロナウイルス感染症対策専門家会議「新型コロナウイルス感染症対策の基本方針の具体化に向けた見解」2020年2月24日〈https://www.mhlw.go.jp/stf/seisakunitsuite/newpage_00006.html（最終確認2020年11月27日）〉。
11 新型コロナウイルス感染症対策専門家会議・前掲註10文書。
12 新型コロナウイルス感染症対策専門家会議「新型コロナウイルス感染症対策の状況分析・提言」2020年5月29日〈https://www.mhlw.go.jp/content/10900000/000635389.pdf（最終確認2020年11月27日）〉。

予定する検査体制の主な担い手の国立感染症研究所と地方衛生研究所の体制は、SARS や MERS の国内での感染者の報告がなかったために強化されず、こうしたなか COVID-19 を迎えてしまった。[13]

とりわけ、感染症対策の窓口である保健所に大きな負荷がかかっている。自治労連による「感染拡大期（4月）の保健所の職場実態調査」(中間報告 2020 年 10 月 12 日)によれば、常勤保健師の 4 月のサービス残業が「大幅に」または「少し」あったという回答は 4 割に上った。[14]特に、4 月に急速に感染が拡大した東京、神奈川、大阪などでは「186時間」、「175 時間」、「147 時間」など過労死基準を大幅に超えていた。人員体制について、通常時から「全く足りない」(21.9％)または「少し足りない」(40.6％)と回答した保健所等は 6 割を超えており、慢性的に人員が不足していた。感染拡大期（4月）の人員は、「全く足りなかった」との回答が 6 割を超え、「少し足りなかった」をあわせると 8割を超えた。次は、このような過酷な状況にある保健所について見ていこう。

2　保健所

COVID-19 に関する保健所の業務は、接触者・帰国者相談センターの電話相談、積極的疫学調査（感染経路の推定、濃厚接触者の割出しなど）、PCR 検査の対応、検体の回収、結果の連絡、入院・宿泊施設の調整、陽性者の移送、帰国者や療養者・軽症者等の経過観察、濃厚接触者の健康観察、公費負担手続、国・自治体への報告書作成などである。このように、保健所は、感染症のまん延の防止と

----

13 新型コロナウイルス感染症対策専門家会議「新型コロナウイルス感染症対策の状況分析・提言」2020 年 5 月 4 日〈https://www.mhlw.go.jp/content/10900000/000629000.pdf（最終確認 2020 年 11 月 27 日）〉。
14 日本自治体労働組合総連合〈https://www.jichiroren.jp/sys/wp-content/uploads/2020/09/c8423b566b2cf437ccd60454a6ea5959.pdf（最終確認 2020 年 12 月 26日）〉。

患者の治療に重要な役割を担う。しかし、上記の自治労連の調査結果に見たように、保健所の人員不足は常態化しており、COVID-19によって疲弊している。それでは、なぜこのような事態に陥っているのだろうか。

　現在の公衆衛生行政体制のもととなるのは、1937年に制定された(旧)「保健所法」(昭和12年法律第42号)と、翌年に設置された厚生省である。(旧)保健所法において、国民の体位の向上を図るため、地域に創設された保健所は、衛生思想の涵養、栄養の改善及び飲食物の衛生、衣服、住居その他の環境の衛生、妊産婦及び乳幼児の衛生、疾病の予防、その他の健康の増進について指導を行うものとされた(1条、2条)。こうして(旧)保健所法が根拠となり保健所が設置されていったが、当時、食品衛生や急性感染症の予防活動等は警察が担当していた。

　1946年に制定された日本国憲法を受けて、翌年に「保健所法」は改正され(昭和22年法律第101号)、これまで警察が担当していた食品衛生、急性感染症予防等の衛生警察業務が保健所に移管された。こうして「保健所は地方における公衆衛生上の行政業務を一体的に実施する機関となった」。

　その後、1994年に地域保健体制を整備するために、保健所法を大幅に改正する「地域保健法」(平成6年法律第84号)が制定され、保健所の役割も変更された。市町村への権限移譲が進み、地域住民に密着した対人保健サービスについては市町村保健センターが担っている。保健所の業務は、対人保健サービスのうち、広域的に行うべきサービス、専門的技術を要するサービス、多種の保健医療職種

15「1937年度には全国で49か所、以後5年間で187か所が整備された」(前掲註4白書6頁)。

16『平成18年版　厚生労働白書』116頁〈https://www.mhlw.go.jp/wp/hakusyo/kousei/06/dl/1-2-3a.pdf(最終確認2020年11月24日)〉。

によるチームワークを要するサービス（感染症等対策、エイズ・難病対策、精神保健対策、母子保健対策）と、対物保健サービス（食品衛生関係、生活衛生関係等）である。[17]

地域保健法4条1項に基づき定められた「地域保健対策の推進に関する基本的な指針」は、地域における健康危機管理体制の確保を指摘した。[18]厚生労働省健康危機管理基本指針によると、健康危機管理とは、「医薬品、食中毒、感染症、飲料水その他何らかの原因により生じる国民の生命、健康の安全を脅かす事態に対して行われる健康被害の発生予防、拡大防止、治療等に関する業務であって、厚生労働省の所管に属するものをいう」[19]。

2001年にまとめられた地域健康危機ガイドラインは、厚生労働省健康危機管理基本指針にある「その他何らかの原因」について、具体例を挙げて詳細にしている。阪神・淡路大震災や有珠山噴火のような自然災害、和歌山市毒物混入カレー事件のような犯罪、JCOによる東海村臨界事故のような放射線事故、サリン事件のような化学兵器や毒劇物を使用した大量殺傷型テロ事件である。すなわち、不特定多数の国民に健康被害が発生または拡大する可能性がある場合、公衆衛生の確保という観点から対応が求められるとする。保健所はこうした健康危機管理業務を担う拠点に位置づけられている。[20]

近年発生した主な健康危機管理事案として、兵庫県および千葉県で起きた毒入り餃子事件（2007年12月～2008年1月）、新型インフルエ

17『令和2年版　厚生労働白書　資料編』57頁〈https://www.mhlw.go.jp/wp/hakusyo/kousei/19-2/dl/02.pdf（最終確認2020年12月28日）〉。

18「地域保健対策の推進に関する基本的な指針」〈https://www.mhlw.go.jp/file/06-Seisakujouhou-10900000-Kenkoukyoku/0000079549.pdf（最終確認2020年11月24日）〉。

19「厚生労働省健康危機管理基本指針」〈https://www.mhlw.go.jp/general/seido/kousei/kenkou/sisin/index.html（最終確認2020年11月24日）〉。

20「地域健康危機ガイドライン」〈https://www.mhlw.go.jp/general/seido/kousei/kenkou/guideline/index.html（最終確認2020年11月24日）〉。

ンザの発生（2009年）、東日本大震災の発生（2011年3月）、飲食チェーン店での腸管出血性大腸菌による広域散発食中毒事件（2011年4月）が挙げられる。そして、今回のCOVID-19である。[21]

　本章でたびたび言及しているように、COVID-19の感染が拡大し、公衆衛生の担い手である保健所が機能しなくなる事態が生じた。それは、上記に見たように、地域保健法制定以降、保健所に期待される役割が広範になる一方で、保健所の集約化が進んでいるためである。保健所は1989年に全国で848カ所、2000年に594カ所、2010年に494カ所、2020年4月1日現在469カ所と減少した。[22]政令指定都市の保健所数は、地域保健法施行前の1995年には、東京特別区53カ所、横浜市18カ所、名古屋市16カ所、京都市11カ所、大阪市24カ所、広島市8カ所、北九州市7カ所であったものが、2020年には1つの市（特別区）に1カ所となっている。[23]そのため、人口が多い市ほど1カ所当たりの人口も多くなる。1保健所当たりの人口で見ると、横浜市375万人、大阪市274万人、名古屋市233万人、京都市147万人、広島市120万人、北九州市94万人、東京特別区41万人である。[24]

　次に、保健所の人員体制について見てみよう。保健所の常勤職員の総数は、保健所数の削減と同様1989年の34,680人から2017

----

21 「地域保健対策検討会報告書──今後の地域保健対策の在り方について（2012年3月27日）」5頁〈https://www.mhlw.go.jp/stf/houdou/2r98520000027ec0-att/2r98520000027ehg.pdf（最終確認2020年11月24日）〉。
22 保健所数の推移について、国立社会保障・人口問題研究所『社会保障統計年報データベース〔平成31年版〕』第200表〈http://www.ipss.go.jp/ssj-db/ssj-db-top.asp（最終確認2020年12月28日）〉。
23 前掲註17白書58頁。
24 日本自治体労働組合総連合「『住民のくらしと命を守り切る』ための提言（案）──保健所・公衆衛生版」〈https://www.jichiroren.jp/sys/wp-content/uploads/2020/09/19559f6081ef465789a0d3d4a55d17aa.pdf（最終確認2020年12月26日）〉。
25 日本自治体労働組合総連合・前掲註24文書。

年の27,902人と、6,778人減少した。医師は、1989年の1,239人から2017年の730人と、509人減。保健師は、1989年の8,224人から、2017年の8,326人と横ばいである。放射線・X線技師 (1989年の1,295人から2017年の443人へ)、検査技師 (1989年の1,615人から2017年の665人へ) は大幅に減少している。[26]

　先に取り上げたように2021年1月現在、COVID-19との判別が困難な季節性インフルエンザの同時流行に備えて、全国各地で診療所が診療から検査まで実施できる体制が整っている。検査能力の向上は、患者の治療と感染拡大防止のために重要である。問題は、それに保健所が対応できるかどうかである。自治労連の先の調査結果では、人員の不足を「他部署からの応援」(62.5%)、「非正規職員の採用」(18.8%) で補ったという。しかし、記述回答には、「応援職員が次々変わり負担がある」、「職場での会議がなく、各自が兼務や応援体制への疑問や改善点などを出し合う場がない」、「応援人員を出したが、経験年数の少ない職員を出すわけにいかず、応援が数名に偏ることになった」、「長く続くことを考えると交代要員が必要。日頃より対応可能な職員を増やしておくことは必要」などがあり、応援では保健所の多様な業務をカバーできないという問題が生じている。

　冒頭の新聞記事にあるように、第3波が襲う東京都では疫学調査と入院調整が十分にできなくなっており、感染症のまん延の防止と患者への医療の提供がともに立ち行かなくなりつつある。各地で同様の事態の発生が懸念される。自治労連が先の調査結果を受けて公表した提言にあるように、保健所・公衆衛生行政の体制強化が喫緊に求められる。[27]

----

26 以上の保健所職員数について、1989年のデータは、国立社会保障・人口問題研究所・前掲註22書第200表に、2017年のデータは、前掲註17白書58頁に依拠した。
27 日本自治体労働組合総連合・前掲註24文書。

総務省によると、全国の保健所に勤務する保健師のうち、感染症対応業務に従事する保健師は約1,800人である。COVID-19の感染拡大により保健所の体制が逼迫していることから、感染症対策を担当する保健師が現行の1.5倍となるよう、自治体の財政を支援する方針を示した（2年間で約900人増員。2022年度には現行の1.5倍の約2,700人）。[28]

　最後に、感染症にかかって入院する場合の医療提供体制について見ていこう。

3　感染症指定医療機関

　都道府県知事は、一類感染症、二類感染症、新型インフルエンザ等感染症、指定感染症（現在、COVID-19が指定されている）の患者に、入院の勧告をし、入院措置をとることができる（感染症法19条）。入院先は、「特定感染症指定医療機関」、「第一種感染症指定医療機関」「第二種感染症指定医療機関」（38条）の3つに区分される感染症指定医療機関である。

　特定感染症指定医療機関は全国に4医療機関（10床）、第一種感染症指定医療機関は全国に55医療機関（103床）、第二種感染症指定医療機関のうち感染症病床を有するものは、全国に351医療機関（1,758床）である。以上から、全国の感染症病床は1,871床である（2019年4月1日現在）[29]。

　なお、感染症病床は、1975年の2万1,042床から1990年の1万2,199床と減少し続け、感染症法が制定された1998年は9,210床、同法が施行された1999年は3,321床と激減し、今に至っている。感

---

28 総務省自治財政局「令和3年度地方財政対策の概要」（令和2年12月21日）〈https://www.soumu.go.jp/main_content/000724573.pdf（最終確認2020年12月30日）〉。
29 厚生労働省「感染症指定医療機関の指定状況（平成31年4月1日現在）」〈https://www.mhlw.go.jp/bunya/kenkou/kekkaku-kansenshou15/02-02.html（最終確認2020年11月27日）〉。

染症病床が削減された背景には、COVID-19発生前に厚生労働省が述べたような、「感染症法制定以来、一類感染症については国内での患者発生事例はなく、二類感染症（結核を除く）については10例にも満たない」という感染症に対する考えがある（実際、病床利用率は近年約3%である）。[30][31]

2009年のパンデミック（H1N1型豚インフルエンザ）を経験しても、感染症病床の増床は検討されなかった。新型インフルエンザ等発生時の医療提供体制について、2013年の「新型インフルエンザ等対策有識者会議　中間とりまとめ」を見てみよう。「新型インフルエンザ等の患者数が増加し医療機関が不足する事態となった場合には、医療法施行規則10条ただし書きに基づき、定員超過入院等を行うほか、都道府県知事は、特措法48条に基づき、医療機関以外の施設の用途を一時的に変更して使用する、又は新たに仮設の医療施設を設置し、医療の提供を行う必要がある」とした。[32]

実際、COVID-19の患者数の増加に伴い厚生労働省が発出した通知[33]により、感染症指定医療機関以外の医療機関においても患者の受け入れが進められた。だが、一般の医療機関には、感染症専門医は普段配置されておらず、感染症法が謳う「良質かつ適切な医療

----

30 厚生労働省「感染症指定医療機関に関する調査結果（平成30年1月1日時点）について」〈https://www.mhlw.go.jp/content/10900000/000655249.pdf（最終確認2020年11月27日）〉。

31 「厚生統計要覧（令和元年版）」第2-42表〈https://www.mhlw.go.jp/toukei/youran/indexyk_2_2.html（最終確認2020年11月26日）〉。これによれば、1999年1.7%、2002年2.5%、2005年2.7%、2008年2.4%、2011年2.5%、2014年3.2%、2017年3.3%、2018年3.6%。

32 新型インフルエンザ等対策有識者会議「中間とりまとめ」（2013年2月7日）〈http://www.cas.go.jp/jp/seisaku/ful/yusikisyakaigi/250207chukan.pdf（最終確認2021年1月8日）〉。

33 厚生労働省新型コロナウイルス感染症対策推進本部「地域で新型コロナウイルス感染症の患者が増加した場合の各対策（サーベイランス、感染拡大防止策、医療提供体制）の移行について」事務連絡令和2年3月1日〈https://www.mhlw.go.jp/content/000601816.pdf（最終確認2020年11月27日）〉。

の提供」の確保は難しい。

　もっとも、「良質かつ適切な医療の提供」の柱である感染症指定医療機関ですら、万全の医療提供体制を整備しているとはいえない。厚生労働省が行った指定医療機関に関する調査結果によれば、感染症を専門（勤務内容の大半が感染症に関するもの）とする常勤の医師の配置が、特定感染症指定医療機関75.0％、第一種感染症指定医療機関86.5％、第二種感染症指定医療機関62.6％、常勤の感染症専門医の配置が、特定感染症指定医療機関75.0％、第一種感染症指定医療機関75.0％、第二種感染症指定医療機関33.3％にとどまるためである。[34]

　また、重症者や重症化するおそれが高い者の治療はICUにおいて集中して行われるが、ICUのベッド数は、ドイツが人口10万人あたり29〜30床、イタリアが12床程度、日本は5床程度と、日本の集中治療の体制はパンデミックには大変脆弱である。[35]

　以上からは、感染症法が謳う患者への良質かつ適切な医療の提供は、現実には不十分だといわざるをえない。

4　私たちが求める感染症対策とは

　隔離や排除ではなく患者に最良の治療を提供することが、感染症にかかった患者の人権を保障し、感染症のまん延を防止する唯一の方法である。ハンセン病問題に関する検証会議の最終報告書は、この知識を私たち一人ひとりが持たなければならないとする。[36] また、急

----

34 厚生労働省・前掲註30文書。
35 日本集中治療医学会「新型コロナウイルス感染症（COVID-19）に関する理事長声明」（2020年4月1日）〈https://www.jsicm.org/news/statement200401.html（最終確認2020年11月27日）〉。
36 ハンセン病問題に関する検証会議「ハンセン病問題に関する検証会議　最終報告書」（2005年3月）779頁〈https://www.mhlw.go.jp/topics/bukyoku/kenkou/hansen/kanren/4a.html（最終確認2020年11月27日）〉。

性感染症について、やむをえず強制隔離が必要な場合もあるが、それに伴う患者の人権の制限は必要最小限とし、患者に対しては最善の医療が保障されなければならないことも指摘している。

　COVID-19のような無症状病原体保有者および軽症者が多いとされるパンデミックは、感染者を原則隔離するという感染症法の基本構造に見直しを迫る。軽症者等を含むすべての感染者を入院させることは、端的に述べて感染症病床の不足から不可能であるためである。そのため、運用によって入院措置は見直され、重症者を優先する医療体制となっている。2020年3月1日、厚生労働省新型コロナウイルス感染症対策推進本部は、各都道府県に、入院医療体制について、状況の進展に応じて次のような施策を講じていくべきとした。「地域での感染拡大により、入院を要する患者が増大し、重症者や重症化するおそれが高い者に対する入院医療の提供に支障をきたすと判断される場合」、「感染症指定医療機関に限らず、一般の医療機関においても、一般病床も含め、一定の感染予防策を講じた上で、必要な病床を確保する」。「高齢者や基礎疾患を有する方、免疫抑制剤や抗がん剤等を用いている方、妊産婦以外の者で、症状がない又は医学的に症状が軽い方には、PCR 等検査陽性であっても、自宅での安静・療養を原則とする」。[37]

　その後、家庭内での感染事例の発生や自宅療養における症状の急変時に適切な対応が必要であることから、2020年4月2日の事務連絡によって、PCR検査陽性となったCOVID-19軽症者等については、都道府県が用意する宿泊施設等での宿泊療養を実施する方針が示された。[38] 一方で、入院先の調整等のために自宅療養となってい

----

37 厚生労働省・前掲註 33 文書。

38 厚生労働省新型コロナウイルス感染症対策推進本部「新型コロナウイルス感染症の軽症者に係る宿泊療養及び自宅療養の対象並びに自治体における対応に向けた準備について」事務連絡令和2年4月2日〈https://www.mhlw.go.jp/

る者が全国で存在していたため、全国の自治体等に向けて、自宅療
養の具体的な実施にあたって留意すべきポイント等を整理した。たと
えば、症状の変化等に十分留意してフォローアップを行うこと、体調
の変化等により、受診が必要なときは速やかに医療機関につなげるこ
とが必要であるなどとした。

　2020年10月14日に政令が一部改正され、新型コロナウイルス感
染症を指定感染症として定める等の政令（令和2年政令第11号）3条に
おいて準用する感染症法19条および20条の入院の勧告・措置の対
象が、①65歳以上の者、呼吸器疾患を有する者その他の厚生労働
省令で定める者と、②上記①以外の者であって、当該感染症のまん
延を防止するため必要な事項として厚生労働省令で定める事項（健康
状態の報告や宿泊療養・自宅療養の際の外出制限）を守ることに同意しない
者に限定された。なお、2020年12月17日、第3波により医療提供
体制がひっ迫する東京都は、70歳未満で基礎疾患のない者につい
ては、ホテルなどでの宿泊施設での療養を検討すると発表した。

　重症化するリスクが高いとされる高齢者をはじめ、患者の「医療を
受ける権利」をどうすれば現実に保障できるかが、課題となっている
（本書のChapter.3で検討される［→65頁］）。

----

content/000618525.pdf（最終確認2020年11月27日）〉。

39 厚生労働省新型コロナウイルス感染症対策推進本部「新型コロナウイルス感
染症の軽症者等に係る自宅療養の実施に関する留意事項〔第4版〕」（令和2年5月1
日。令和2年8月7日改訂）〈https://www.mhlw.go.jp/content/000657891.pdf（最終確認
2021年1月15日）〉。

40 令和2年10月14日健発1014第5号厚生労働省健康局長通知「新型コロナ
ウイルス感染症を指定感染症として定める等の政令の一部を改正する政令等につ
いて（施行通知）」〈https://www.mhlw.go.jp/content/000683018.pdf（最終確認2020年11
月27日）〉。

41 第44回東京都新型コロナウイルス感染症対策本部会議における健康危機管理
担当局長の発言〈https://www.bousai.metro.tokyo.lg.jp/_res/projects/default_
project/_page_/001/012/489/gijiroku/gijiroku_20201217.pdf（最終確認2021年2月3
日）〉。

おわりに

　本章で見たように、COVID-19の発生と感染の拡大によって、感染症法を基本とする感染症対策の問題が露呈した。検査体制、保健所の体制、医療提供体制の不備に加えて、本書のPrologueで描かれる感染症にまつわる差別・偏見は、患者の生命と健康を害し、感染症のまん延の防止も困難にする。良質かつ適切な医療の提供と、患者の人権の尊重なくして、公衆衛生の向上・増進はありえない。そのことをCOVID-19は私たちに教えている。

　良質かつ適切な医療の提供と、患者の人権の尊重を医療のあらゆる場面に行き渡らせるため、患者の権利を確立するための法整備が求められる。そして、ハンセン病問題に関する検証会議が提言するように、「すべての病人や障害者に優しい社会をつくるように国、社会は不断に努めること」[42]。コロナ禍で私たちは、このことを強く実感している。

読書案内

金森修『病魔という悪の物語』(筑摩書房、2006 年)

　賄い婦として仕事をしていたメアリーは、健康でありながら腸チフスという感染症にかかっていることが判明したために、拘束され、社会的に非難され、その後の人生の大半を病院で過ごすこととなった。「電車で隣に立つ人がCOVID-19に感染しているのではないか？」と不安に思ってしまう今、本書を読んで一人ひとりの人間を尊重することの意味を考えてもらいたい。

西迫大祐『感染症と法の社会史』(新曜社、2018 年)

　本書は、感染症の歴史をたどることで、感染症対策が、命を救うものである一方、感染症の脅威を口実として人間の統治を可能とするものであることを明らかにする。この視点はCOVID-19に関わる現状を分析するにあたり参考になる。

----

42 ハンセン病問題に関する検証会議・前掲註 36 文書 779 頁。

特措法と感染症法の改正

法改正の背景

改正前の感染症法は、保健所による積極的疫学調査の対象者について、質問や調査に協力する努力義務を課すが（15条6項）、応じなかった場合の罰則を規定しなかった。なお、感染症法には、就業制限（18条、感染症法施行規則11条2項3項）に違反した場合、50万円以下の罰金を科すとの規定がある（77条）。COVID-19について具体的にどのような業種で就業制限がかけられたのか、就業制限の必要性に関する感染症診査協議会の審議はどのようになされているのか、就業制限義務違反は生じたのか、罰金は科されたのかなどの疑問がつきないが、現在のところ情報を入手できない。感染症法にある就業制限義務違反への罰金という制裁の是非についても、感染症法の趣旨に照らして検討を要すると思われる。

改正前の特措法においては、緊急事態宣言が出ていない場合、知事は、事業者に休業や営業時間の短縮の協力を要請（24条9項）できるにとどまっていた。緊急事態宣言発令後は、要請（45条2項）に従わない店舗に指示（3項）を出して店舗名を公表（4項）できるが、罰則はなかった。

こうした感染症法と特措法に対して、2020年12月20日、全国知事会が感染拡大防止策の実効性の観点から疑問の声を挙げた。菅義偉首相は、新型コロナウイルス感染症対策分科会において早急に検討を進め、改正案は2021年1月18日召集の通常国会へ提出され、2月3日に改正特措法と改正感染症法は成立した（施行は同月13日）[1]。

改正特措法の問題

改正特措法の概要は、次のものである。都道府県知事は、事業者に休業や営業時間短縮の「命令」を出せるようになった（31条の6第3項、45条3項）。緊急事態宣言前の「まん延防止等重点措置」（新設）で「命令」に応じなかった場合は、20万円以下の過料を科し（80条1号）、緊急事態宣言下で「命令」に応じなかった場合は、30万円以下の過料を科すことができるようになった（79条）。

---

1 以下の条文は、官報（インターネット版）令和3年2月3日（特別号外 第8号）に拠った。

一方、事業者への支援について、改正特措法は、「必要な財政上の措置その他の必要な措置を効果的に講ずるものとする」（63条の2第1項）と規定するにとどまり、支援策は具体化されていない。だが、これは特措法の性格に起因するともいえる。特措法の法案提出時（2012年）に、「イベントを中止して延期した場合に、主催者の損失に対する補償についてはどうなっていくのか」という江田康幸委員の質問に対して、中川正春国務大臣は「結論から申し上げますと、いわゆる学校だとか興行場等の使用の制限等に関する措置については、事業活動に内在する社会的制約であると考えられることから、公的な補償は考えておりません」と答弁しているからである。また、「使用制限の指示を受けた者は、法的な義務を負いますけれども、罰則による担保等によって強制的に使用を中止させるものではないということ。こんなことから、権利の制約の内容は限定的であるというふうに考えまして、先ほどのような結論に達しています」（以上、2012年3月23日衆議院内閣委員会）と述べており、罰則も想定外である。

　そもそも特措法は、「短期間に数十万人規模の死亡者が発生するというようなおそれがある、それこそパンデミックフルー」（前掲・衆院内閣委員会における中川国務大臣の発言）という致死率の高い感染症の短期間での感染爆発を想定している。無症状者や軽症者が多く存在するとされるCOVID-19と趣が異なる。

　このように、罰則も補償も特措法の趣旨ではない。そこで、特措法の趣旨に従い、罰則のないままで実効性が担保できるあり方を模索することが必要であった。たとえば、COVID-19に関する「給付金」「協力金」「助成金」「支援金」など現在行っている措置が不十分であるならば、どこに問題があるのか、どのように見直すかなどの検討がなされるべきだった。なお、「共同通信が9、10日に行った全国世論調査では、要請に従わない飲食店への罰則導入に反対が48％で、賛成の42％を上回った」との報道や、朝日新聞社が2020年11月〜12月に行った世論調査では、「休業指示に従わない飲食店には罰金を払わせるべきだ」は計33％に対し、「休業については自粛要請にとどめ、飲食店の判断に任せるべきだ」は計62％だったとの報道から、罰則の導入に世論の賛成があるかというとそうでもなさそう

---

2 京都新聞2021年1月15日16時0分〈https://www.kyoto-np.co.jp/articles/-/470684（最終確認2021年2月19日）〉。

3 朝日新聞2021年1月10日朝刊。

である。

改正感染症法の問題

　続いて、改正感染症法は、行動を聞き取り、感染経路などを把握する積極的疫学調査を拒否した場合に30万円以下の過料を科し（81条）、入院を拒否したり、入院先から逃走したりした場合に50万円以下の過料を科すこととした（80条）[4]。

　2021年1月14日、感染症法改正案に対して、日本医学会連合、日本公衆衛生学会、日本疫学会が反対の声明を発表している。声明は、積極的疫学調査の拒否に罰則を設けることに対して、罰則の恐怖から検査結果を隠したり検査を受けなくなったりすることが想定され、感染状況の把握が困難になり、公衆衛生上のデメリットが大きいこと、入院措置の拒否への罰則の導入に対して、拒否の理由は、措置により阻害される社会的役割（たとえば就労や家庭役割の喪失）、周囲からの偏見・差別などがありえること、これらの事態に対処せずに個人にのみ責任を押しつけることは、倫理的に受け入れがたいと思われるとする[5]。

　入院や療養を拒否するのはなぜか。就労機会や所得保障、育児や介護サービスの無償提供など市民生活に目を配った対策が十分に講じられていないから、拒否せざるをえないのではないか。罰則によって威嚇するという政府の考えよりも、コロナ禍で直面する医療従事者の現実的な提案の方が、感染拡大防止に有効だと私たちも思うのではないだろうか。感染拡大防止を罰則によって担保することは、感染症にかかること自体を否定的に受け止めることとなり、かかった人への差別を助長しかねない。今回の法改正について、Chapter.1で言及した感染症法の前文を想起して考えてほしい［→27頁］。感染症対策の基本である感染症法は、ハンセン病等の教訓を生かすべきであるとするが、現在のこの状況はいかがであろうか。

　経済的な支援のあり方の検討に加えて、本書が求める「患者の権利保障」を医療の隅々に行き渡らせることで罰則に頼らない道を選択できないだろうか？

内山真由美

----

4 なお、与野党の修正合意前は、刑事罰が設定されていた。
5 日本医学会連合〈https://www.jmsf.or.jp/news/page_822.html（最終確認2021年2月19日）〉。

新型コロナウイルス禍におけるルールのあり方
──「濃厚接触者」を例にして

岡本洋一（熊本大学）

曽於市立学校の全教職員が濃厚接触者　授業再開めど立たず　新型コロナ・鹿児島

新型コロナウイルスに教員2人が感染した鹿児島県曽於市の市立学校で、勤務する全教職員が濃厚接触者となったことが14日分かった。経過観察のため、終業式前日の23日まで出勤停止となり、臨時休校明けとなる16日の授業再開は難しい状況となった。

（南日本新聞社 2020年12月15日 web版）

読者に問いかけたいこと──「濃厚接触者」を例に

1　「濃厚接触者」から医療におけるルールを考えてみる

　上の記事は、鹿児島県のある市の学校のすべての教員と職員がCOVID-19の「濃厚接触者」となり、感染症法上、一定期間の経過観察と就業禁止となったため、学校に勤務できる教職員がいなくなり、授業再開の予定も立たなくなったというものである。

　読者の皆さんは、上のような報道を見ただけでは、「なるほど、そうか」と思うだけかも知れない。コロナ禍にある日本においては、特に珍しくもないかもしれない。そして「濃厚接触者」となれば、法令上における各種の制限も、COVID-19の感染拡大を防止するためには仕方のないこと、当然のこととだけ考えるもしれない。

　とはいえ、本章では、このような「コロナ禍では当たり前のことかもしれないこと」について、改めて考えてみることとする。すなわち、「濃厚接触者」とされると、関連法令上どのような扱いを受けることになる

のか、つまり、「濃厚接触者」における法的効果について、そしてそもそも「濃厚接触者」とは、どのようなものなのか、難しく言えば、「濃厚接触者」における定義の問題である。そして、これらのことは全体としてどうなっており、そしてそこに、どのような問題があるのかについても本章で考えてみたい。

2　医療におけるルール
──「ハード・ロー」と「ソフト・ロー」

⑴　「**濃厚接触者**」と適正手続について

　たしかに、本章で触れるように、「濃厚接触者」も含めたCOVID-19の感染者とその疑いにある者とされると、感染症法の対象となり、同法に定める検査や外出制限など要請され、事実上、外出の自由、移動の自由などが制限される。もちろん、それらの措置は、感染症法1条にあるように、感染症の発生やまん延の予防のために必要なものとされる。

　いずれにしても法的に物事を考える出発点は、ルールの存否を確認するところにある。その考えからすると、そもそも「濃厚接触者とは何か」という定義は、法令上は何も示されてはいない。ただ、「濃厚接触者」の定義については、厚生労働省（以下、厚労省）の担当課長の通知や国立感染症研究所には記されてはいる。しかも、COVID-19がよくわかっていないということから、致し方ないことなのだろうが、「濃厚接触者」の定義そのものも変更されている。またCOVID-19の「濃厚接触者」とされた者が、各種の自由を規制される法的な根拠は、感染症法の各規定による。とはいえ、COVID-19が、感染症法の適用対象とされたのは、内閣（行政権）が発した政令（憲法73条6号）によるものであって、感染症法のような、国会（立法権）の審議を経た法律（憲法41条）によるものではない。とはいえ、これらの指摘だけでは、「それが何か問題でも？」と思われるかもしれない。しかし、問題はある。

日本国は、憲法の前文にあるように理念としては民主主義、国民主権の政府であって、憲法31条には、「何人も、法律の定める手続によらなければ、その生命又は自由を奪われ」ないとする。そこには、「何人も」とあるので、もちろん、COVID-19の「濃厚接触者」もそこから除外されることはない。「濃厚接触者」の行動の自由などへの制限にも、法律が定める手続が必要である。感染予防という目的や結果が正しければ、それで良しとは憲法上は書かれてはいない。これが、いわゆる適正手続の保障であり、憲法上の人権保障の大切な概念の1つである。

② 医療における「ハード・ロー」と「ソフト・ロー」

　本章では、「濃厚接触者」における感染症法上による事実上の自由の制限の内容、その法的根拠などについて考えてみたい。そして、このことを検討する際に、物事を考える際の「導きの糸」とするのは、より広く、医療のルールのあり方における2つの考え方、「ハード・ロー」と「ソフト・ロー」である。これは、「誰がルールを決めるのか」「そのルールに反するとどうなるのか」という視点からのものである。ここに言う「ハード・ロー」とは、感染症法、医師法（昭和23年法律第201号）のような、国会など制定権限を有する機関が制定し、刑罰など国家の強制力によって、ルールを守らせるものである。政令もまた、憲法上、法律上の委任があれば、刑罰も認められる（憲法73条1項6号本文と但書）ので、その範囲ではハード・ローと言えよう。それに対して、刑罰など強制力のないソフト・ローとは、上記のように、感染症法の各規定の実施方法などについて記した厚労省課長の文書や、国立感染症研究所のQ&Aのような、指針やガイドライン、医師会などの倫理規定などと説明される[1]。それゆえにソフト・ローに違反しても

---

1 甲斐克則編『医事法事典』（信山社、2018年）367頁の「ソフト・ロー」の項（土屋裕子執筆部分）参照。なお、さらにソフト・ローとハード・ローについての一般的な説明として、川﨑政司『法を考えるヒントⅠ』（日本加除出版、2016年）13〜16頁以

法的な制裁などはない。とはいえ、厚労省の事務連絡のような行政文書に反する方針を現場が行なえば、診療報酬や各種補助金などで事実上不利益に扱われる場合もある。その意味においてソフト・ローも、個々人の行動の規制や自由を制限することはありうる。また後に見るように、医療従事者には、各種団体で定められた倫理規定なども求められている。これもソフト・ローの一種と言えよう。

⑶　医療におけるソフト・ローに求められるもの

このようなソフト・ローは、医療現場の医療従事者については、たとえば、診療ガイドラインや指針、倫理規定など、ハード・ローよりも多くのものが存在している。むしろ、医療・福祉の現場ではソフト・ローはなくてはならないものと言えよう。これらの行政文書、指針、ガイドラインは、EBM（Evidence Based Medicine）、つまり、医学的証拠に基づき医療や治療の標準化のために作成され、医療現場などで周知されている（はずである）。ソフト・ローのメリットは、ハード・ローと比べて比較的早急に作ることができるので、刻々と変化する医療や福祉などに柔軟に対応できるというメリットがある。また、全国的に一定程度の統一性を保つためにも必要とされる。

とはいえ、ハード・ローはもちろん、ソフト・ローも、ルールのひとつである以上、そこには守られるべき条件はある。その背後には、後に述べるように、ハンセン病強制隔離など過去の感染症など、福祉・医療の現場における非人道的な扱い、人権や自由を侵害してきたこと、そこに法学もまた加担してきたという悲惨な歴史からの教訓もある。「コロナ禍という緊急事態だから仕方がない」ではなく、むしろ、「緊急事態においても人権や自由を考慮するのが法治国家・文明社会」というのが本章あるいは本書の出発点と言える。そうでなければ、社会は、ますます混乱し、この社会は、野蛮と残酷が支配する世界となっ

下と、15頁の表（日本における法の種類・構造）を参照。

てしまうからである。COVID-19が現在のような社会の脅威にならなくなったとしても、そのあとの社会が、そんな野蛮な社会であったのならば、未来はより暗いものになってしまう。そのような未来は、誰も待ち望んではいないと思う。このような出発点から本章を始めたい。

説明と考察————関連法令における「濃厚接触者」の意味について考える

1　「濃厚接触者」と法令上の取扱い

⑴　法令上の「濃厚接触者」について

まず、「濃厚接触者」とされた者の法令上の取扱いについてである。それは、たとえば、①都道府県知事への医師の届出義務、②都道府県知事による感染情報の公表、③「濃厚接触者」への通知、そして④「濃厚接触者」の就業制限などがある。すなわち、第1に、厚労省健康局結核感染症課長から各保健所などへの通知によれば、医師の診断により「濃厚接触者」とされた者については、感染症法12条1項の「感染症にかかっていると疑われる者」として保健所長経由での都道府県知事への届出が必要となる(感染症法12条1項1号[2])。

⑵　「濃厚接触者」の公表について

第2に、上記届出を受けた厚生労働大臣と都道府県知事は、感染症に関する情報について分析を行い、感染症の発生状況、動向・原因に関する情報そして当該感染症の予防治療に必要な情報を新聞、放送あるいはインターネットなどで公表しなければならず(感染症法16条1項)、その際には個人情報の保護に留意しなければならない

----

2 健感発0203第2号令和2年2月3日「感染症の予防及び感染症の患者に対する医療に関する法律第12条第1項及び第14条第2項に基づく届出の基準等について(一部改正)」〈https://www.mhlw.go.jp/content/10900000/000592140.pdf(2020年12月20日最終確認)〉。

（16条2項）。ただし、具体的に、どの範囲まで公表すべきなのかということについては、感染症法などの法令にも書かれてはいない。これについては、厚労省新型コロナウイルス感染症対策推進本部（令和2年7月28日）の「事務連絡」という行政文書によって、各都道府県など地方公共団体の保健所など関係機関に通知されている。ほかにも、厚労省健康局結核感染症課からの文書には、「濃厚接触者」を含むか否かはないが、感染者の「公表基準」には居住国、年代、性別、居住の都道府県、発症日時といった個人が特定されない範囲内の情報、他の者との接触歴や、入院の有無などもその対象とされる。反対に、公表されるべきではないものとしては、氏名や国籍があり、個人の特定がなされないようにし、偏見を生じさせないようするものは除外されている（なお、コロナ禍のマスメディアの報道については、Column⑤「コロナ禍におけるマスメディアの報道」を参照［→149頁]）。[3]

　いずれにしても、その内容については、COVID-19の感染拡大、予防の喚起といった正当な目的にふさわしいものとは言えるが、しかし、その方法・手段としての問題はないのか。ルール作成の方法として、それを行政の文書という形で通知することなのか否かは、議論の余地があるところと言える。迅速な指示が必要なものとはいえ、法律などのより民主的な過程を経たルール作りにしなくて良いのかという適正手続の保障という側面からの疑問である。

⑶　「濃厚接触者」への通知について

　第3に、上記の感染症法12条1項の通知を受けた都道府県知事

---

3 事務連絡令和2年7月28日厚生労働省新型コロナウイルス感染症対策推進本部「新型コロナウイルス感染症が発生した場合における情報の公表について（補足）」〈https://www.mhlw.go.jp/content/000652973.pdf（2020年12月24日最終確認）〉。同じところに、事務連絡令和2年2月27日厚生労働省健康局結核感染症課「一類感染症が国内で発生した場合における情報の公表に係る基本方針」、事務連絡令和2年3月1日厚生労働省健康局結核感染症課「新型コロナウイルス感染症の感染が疑われる者について死亡後に感染が判明した場合における情報の公表について（周知）」。

は、その感染症のまん延防止のために、必要があると認めるときは、「濃厚接触者」などに、当該届出の内容などを書面で通知することができる（18条1項）。法学的な解釈から言えば、都道府県知事から「濃厚接触者」への通知は、任意のものであって、しなくてもよい。とはいえ、「濃厚接触者」から言えば、もし、自分に対する取扱いに不服がある場合に、どんな法的根拠によって、自分がどのように扱われたのか、文書による通知がなければ、よくわからない事態になってしまう。「言った言わない」という事態に陥らないためにも、また適正手続の保障という側面においても、通知は必ずなされるべきであろう。

⑷ 「濃厚接触者」の就業制限について

第4に、この都道府県知事から通知を受けた者は、感染症を公衆にまん延させるおそれのある業務として感染症ごとに厚生労働省令で定める業務に、そのおそれがなくなるまでの期間従事してはならない（18条2項）。このような、いわゆる期間を定めた就業制限に違反すると、50万円以下の罰金刑に科される（77条1項4号）。ここは、明らかに法的な義務となっている。感染症法が、いわゆるハード・ローたるところである。もちろん、各職業に従事できない場合にどうするかは、休業補償などをどうするかは、基本的には、各事業所の対応に委ねられている[4]。とはいえ、ただでさえ弱い立場にある労働者が「濃厚接触者」となった場合に、しっかりとした経済的補償がないと、望まないとしても隠して働き続けようとすることも十分ありえる。それではもちろん感染予防にはならない。感染予防という目的のためには、その目的を達成するための合理的な手段としてのルール設計が必要となる。

----

[4] たとえば、厚生労働省「新型コロナウイルスに関するQ&A（企業の方向け）令和2年11月13日時点版」の「4 労働者を休ませる場合の措置（休業手当、特別休暇など）」の問1〜11〈https://www.mhlw.go.jp/stf/seisakunitsuite/bunya/kenkou_iryou/dengue_fever_qa_00007.html#Q4-1（2020年12月28日最終確認）〉。このようなQ&Aも各事業者の行動の指針となりうるという意味において、本章に言う「ソフト・ロー」に属すると言えよう。

⑸　医師の法的義務について

また第5として、医者にも法的義務が課されている。すなわち、これら一連の手続の始まりとも言える医師による都道府県知事への届出（法12条1項）は、刑罰で強制されており、それをしないと50万円以下の罰金（感染症法77条1項1号）となるし、罰金刑を科されることになれば、医師法4条3号、さらに、7条の規定によって、最悪の場合、3年以内の医業停止（同2号）や免許の取消し（7条2項3号）の可能性すらあり、再び厚生労働大臣からの免許を与えられるには最低5年はかかる（7条3項）ことにもなる。

2　「濃厚接触者」の法令上ありうる取扱いについて

⑴　法令上のありうる取扱いについて

さらに、「濃厚接触者」となれば、感染症法上において、COVID-19という「当該感染症にかかっていると疑うに足りる正当な理由のある者」として、法的な義務ではないし、強制でもないが、以下の3つのことが求められる可能性もある。すなわち、①検体の提出または採取に応じること、②COVID-19に罹患しているか否かについての医師の診察を受けさせられること、さらに③病状報告と外出制限も求められることもありうる。

⑵　「濃厚接触者」に求められる各制限について

すなわち、第1に、都道府県知事（感染症法15条1項）あるいは厚生労働大臣（同2項）は、感染症の発生を予防し、又は感染症の発生の状況、動向と原因を明らかにするため必要があると認めるときは、当該職員に、新感染症の所見がある者などに質問させ、又は必要な調査をさせることができるとし、感染症法15条3項1号によれば、検体の提出あるいは採取に応じさせることができる。第2に、感染症法17条1項によれば、都道府県知事は、当該感染症にかかっていると疑うに足りる正当な理由のある者に対して、そのまん延を防止するた

めに必要があると認める場合には、当該感染症に罹患しているか否かについて健康診断を受けさせることについての勧告ができる。もし、その勧告に従わないときには、健康診断を行わせることができる（同2項）。第3に、感染症法44条の3には、感染まん延を防止するための協力として、都道府県知事は、当該感染症の潜伏期間を考慮して定めた期間内において、当該者の体温その他の健康状態について報告を求めることができる（同1項）。また、その期間内において、当該者の居宅あるいは、それに相当する場所から外出しないことその他の当該感染症の感染の防止に必要な協力を求めることができる（同2項）。そして、これら2つの報告または協力を求められた者は、これに応ずるよう努めなければならない（同3項）。その際には、都道府県知事は、必要に応じ、食事の提供、日用品の支給その他日常生活を営むために必要なサービスの提供または物品の支給に努めなければならない（同4項）が、その費用については、当該食事の提供等に要した実費を徴収することができる（同5項）（なお、Column①「特措法と感染症法の改正」を参照［→43頁］）。

3 「濃厚接触者」とは何か、「濃厚接触者」の定義について

⑴ 「濃厚接触者」の定義について

　以上のように、「濃厚接触者」とされた場合には、感染症法により、①都道府県知事への医師の届出義務、②都道府県知事による感染情報の公表、③当該「濃厚接触者」への通知、④「濃厚接触者」の就業制限などと、さらに感染症法上のCOVID-19に罹患したと「疑うに足りる正当な理由のある者」として、①検体提出または採取に応じること、②医師の診察を受けること、③病状報告そして④外出制限も求められる。このように、「濃厚接触者」とされた者には、日常生活において多くの事実上の制限が課せられる。しかし、そもそもの事実上の制限の理由となっている「濃厚接触者」とはどういうものなのか。

その定義についても明らかにする必要がある。すなわち、そもそも、どのような状態にあれば、「濃厚接触者」とされて、上記のような事実上の行動制限を求められることになるのか、である。

⑵ 「濃厚接触者」の定義の変更

　ところで、「濃厚接触者」とは何かという「濃厚接触者」の定義については、科学的知見の進歩によって今後も変わりうるものである。実際、2020年の春には、「濃厚接触者」の定義が変更されたというニュースもあった。そのニュースによれば、厚労省が所管する国立感染症研究所によって、新型コロナウイルスに感染した人の「濃厚接触者」について定義を見直し、「発症の2日前から1m以内で15分以上接触した人」などと改めたとされる。このニュースの元である国立感染症研究所のホームページの「濃厚接触者」の定義変更についてのQ&Aによれば、今回の定義変更は、世界保健機関（WHO）の3月20日付「世界におけるCOVID-19サーベイランスに関する暫定ガイダンス」の変更を受け、国内外の疫学調査や知見を参考にして変更したとされる。[6]

----

5 「濃厚接触者の定義変更　発症2日前1メートル以内15分以上」（NHKニュース2020年4月21日）。
6 国立感染症研究所感染症疫学センター2020年4月27日掲載「積極的疫学調査実施要領における濃厚接触者の定義変更等に関するQ&A（2020年4月22日）」の「Q3　どのような根拠に基づいて変更したのですか」を参考のこと〈https://www.niid.go.jp/niid/ja/diseases/ka/corona-virus/2019-ncov/2484-idsc/9582-2019-ncov-02-qa.html（2020年12月12日最終確認）〉。なお、WHOの Global surveillance for COVID-19 caused by human infection with COVID-19 virus Interim guidance 20 March 2020）は以下のサイトから〈https://apps.who.int/iris/bitstream/handle/10665/331506/WHO-2019-nCoV-SurveillanceGuidance-2020.6-eng.pdf（2020年12月24日最終確認）〉。

4 政令によるCOVID-19の感染症法への指定

⑴ 政令、COVID-19そして感染症法

そもそも、このようなCOVID-19について感染の疑いのある「濃厚接触者」が、感染症法の対象となる根拠は、法律にそのような定めがあるわけではなく、政令、つまり、「新型コロナウイルス感染症を指定感染症として定める等の政令」(令和2年第11号、以下、「政令」とする)による読み替えによるものである。

この政令は、内閣が、感染症法6条8項、7条1項そして66条に基づいて制定されたものである(政令前文)。このうち、感染症法6条8項は、「指定感染症」の定義を定める。それによれば、「指定感染症」とは、一類感染症、二類感染症、三類感染症そして新型インフルエンザ等感染症以外のすでに知られている感染症であり、上記のように、「濃厚接触者」に事実上求められるような就業制限など第3章から第7章まで(12条から44条の5)の規定の全部又は一部を準用しなければ、疾病のまん延により国民の生命及び健康に重大な影響を与えるおそれがあるものとして政令で定めるものとされる。感染症法7条1項は、この政令の効力が1年以内であることなどの準用を定める(さらに政令2条、またColumn②「COVID-19と業務妨害罪」も参照[→88頁])。

以上、要するに、COVID-19を、政令という行政権に属する内閣によって出されるルールによって、法律のように国会の審議を経ないままに、感染症法上の指定感染症として指定し、同法によって、行動の自由を事実上制限しているという仕組みとなっている。

そもそも、感染症法における各種の行動制限など、その予防的な性格は、たしかに感染症法という病気の性格からはやむをえない部分はあるものの、しかし、それが過ぎると、かつてのハンセン病強制隔離政策のときのような、文明国とは言えない人権侵害や自由の侵害

が野放しになるというおそれもありうる。[7]

⑵　過去からの教訓

　実際、感染症法上の前文には、上記のような趣旨について触れられている。すなわち、文明の危機としての感染症法の脅威と、その予防の必要性とともに、ハンセン病などの過去の感染症法における「感染症の患者等に対するいわれのない差別や偏見が存在したという事実を重く受け止め、これを教訓として今後に生かすことが必要」とし、「感染症の患者等の人権を尊重しつつ、良質かつ適切な医療の提供を確保し、感染症に迅速かつ適確に対応することが求められる」とする。

5　医療におけるルールをめぐる 2 つの考え方
──ハード・ローとソフト・ロー

⑴　ソフト・ローのルールとしての条件

　以上、述べてきたように、「濃厚接触者」についての感染症法の規定を用いての具体的な方法や「濃厚接触者」の判断基準は、通達、通知など行政府（この場合であれば厚労省）による文書が中心となっているという現状を見てきた。

　しかし、そうであっても、これらのものは、いわばソフト・ローとして各人の行動を規制し、ときには行動の自由などを制限するものである以上、そのルールにおける合理性や科学性そしてそのルール作成時におけるプロセスの適正さという条件が必要である。というのも、これらのソフト・ロー、たとえば、厚労省からの「事務連絡」といった行政文書も、現場の医療・福祉の関係者などの行動を日々規制・制限しているものと言えるし、それが、本章で取り上げた「濃厚接触者」の

---

[7] 感染症法など感染症対策としての法制度の歴史的経緯そしてその問題点については、本書 Chapter.1 を参照。ほかに、手嶋豊『医事法〔第 5 版〕』（有斐閣、2020 年）99 頁以下の「第 5 章　感染症および保健法規」も参照。

場合であれば、その「濃厚接触者」当人が、医療・福祉に従事する者以外の一般人の場合であれば、なおのことである。

⑵　歴史の教訓とルールに求められる条件

　要するに、法学的なものの考え方をするのであれば、行政文書の場合のような、ソフト・ローであったとしても、ルールのあり方としては、条件が2つある。すなわち、第1に、目的達成のための手段は、科学的あるいは合理的で、自由や権利の制約が最小限度でなければならないということ、そしてそれらの目的や手段そのものが科学的あるいは合理的でなければならないということである。ここで「反面教師」としているのはハンセン病強制隔離政策である。すなわち、たしかに、ハンセン病撲滅という目的は、合理的ではあったとはいえるが、しかし、強制隔離という目的達成の方法は、非科学的、不合理なものであり、かつ「患者」の権利や自由を著しく侵害する不当なものであったということである[8]。

　とはいえ、現在では、「濃厚接触者」の定義で指摘したように、国立感染症研究所や厚労省などの方針は、WHOなどの国内外の科学的知見に沿った定義を採用しているようである。このような科学的な知見の尊重は評価されてよい。「そんなの当たり前だ」と思うのは早計というものである。それすらできていなかったのが、日本の近代のハンセン病強制隔離政策なのであり、その教訓は、今なお生かされるべきものだからである[9]。

----

8 たとえば、内田博文「ハンセン病強制隔離政策の検証」学術の動向 11 巻 8 号（2006 年）86 頁。

9 厚生労働省『ハンセン病問題に関する検証会議　最終報告書』「第十一　ハンセン病強制隔離政策に果たした医学・医療界の役割と責任の解明」〈https://www.mhlw.go.jp/topics/bukyoku/kenkou/hansen/kanren/dl/4a21.pdf（2020 年 12 月 25 日最終確認）〉。ほかに、ハンセン病の歴史的経緯と日本における隔離政策については加藤茂孝『続・人類と感染症の歴史』（丸善出版、2018 年）45 頁以下の第 3 章を参照。なお、2021 年 1 月 14 日に日本医学会連合は、その会長名で「感染症法等の改正に関する緊急声明」として、罰則新設による強制入院などを含む感染症法改正案

6　日本の医療倫理の問題性とその背景を考える

⑴　ソフト・ローのひとつとしての医療倫理

　本章では、主に一般の人が「濃厚接触者」となった場合の取扱いについて、感染症法、政令といったハード・ローと、厚労省の「事務連絡」のようなソフト・ローなどについて少し触れた。とはいえ、通常、医療関係者やそれをめざす医学系の学生の皆さんが学ぶ「医事法」などの科目では、医療・福祉従事者について定めるソフト・ロー、とくに各団体の倫理規定について説明を受けることの方が多い[10]。とはいえ、その中身はどうなのか。

⑵　日本の医療倫理の問題性

　たとえば、2016年の日本医師会の「医の倫理綱領」5項には、「医師は医療の公共性を重んじ、医療を通じて社会の発展に尽くすとともに、法規範の遵守および法秩序の形成に努める」とある。とはいえ、そこには疑うことがない前提があると言える。すなわち、「遵守」すべき「法規範」「法秩序」そのものは、疑いなく正しいという前提である。そこに、たとえば、旧らい予防法の場合のように、「遵守」すべき「法規範」「法秩序」そのものが、間違っていたこともあったという歴史の教訓が活かされていると言えるかは大いに疑問がある。また日本看護協会の「看護者の倫理綱領」(2003年) 1項でも「看護者は、人間の生命、人間としての尊厳及び権利を尊重する」とあるが、これもハンセン病強制隔離政策のような「人間の生命、人間としての尊厳及び権利を尊重」しない政策や法令に対して、どうすべきなのかという看護者の指針になっているかも疑問である。さらに、日本病院会の倫理

に反対声明を出し、その反対の理由として、上記の感染症法前文を引用し、ハンセン病強制隔離政策からの歴史上の教訓と、合理的な感染症防止からの観点を挙げている〈https://www.jmsf.or.jp/news/page_822.html (2020年1月15日最終確認)〉。
10 たとえば、手嶋・前掲註 7 書 15 〜 19 頁。

綱領（2017年）でも、「患者の権利と自律性を尊重し、患者の視点に立った医療を行う」とあるが、これも、患者の権利を擁護する法令と医療政策が大前提と言える。そうでない場合はどうすればいいのか。そんなことは起こりうるのか。いや、現に起こっているのではないだろうか。すなわち、コロナ禍における感染者、さらには医療・福祉関係者などへのいわれのない偏見や差別が今でも続いているのではないだろうか。そして、その差別や偏見を持った人びともまた、選挙や世論を通じて、政府の政策や法律へと影響を及ぼしている。日本におけるコロナ対応において、政府の政策や法律を審議する国会議員（政治家）たちが、必ずしも医学的な知見、科学に忠実というわけでもなく、今もそうかもしれないということは、一般人はもちろん、医療や福祉の現場にいる方々が日々痛感していることではないかと思う。

⑶ 世界の医療倫理との比較

これに対して、世界の倫理規範は違うことを言っている。たとえば、1981年採択の世界医師会の患者の権利に関するリスボン宣言では、医師を含む医療従事者、医療組織に、政府の施策や法律が、患者の自律性と権利を否定する場合に対して異を唱えることまで求める。このような、患者の権利擁護のために政府と闘うことまで求める姿勢は、医療従事者の倫理を定めた1948年の世界医師会のジュネーヴ宣言に由来する。この背景には、第2次世界大戦中のナチス・ドイツ時代における医療関係者の手による人体実験や安楽死についての真摯な反省と教訓がある。ソフト・ローは、外形的な行為を刑罰などの具体的な不利益などによってコントロールしようとするハード・ローとは異なる。医療者としての倫理という職業人としての内心あるいは良心にも訴える内容となっている。とはいえ、その訴えかけの程度は、どのレベルなのかまでは、過去の医療から何を学ぶべきか、現在の教訓とすべきなのか、そしてそれを文書として、どの程度まで反映させるかということに左右される。

⑷　医療従事者の現状とあるべきルールの条件

　とはいえ、このように医療・福祉の人たちばかり責めるのは不公平であろう。すでに医師法を確認したように、医療従事者に関する法令は、刑罰で、すべて厚生労働大臣以下と支配服従関係に置かれ、たとえ仮に、厚労省の通達などが医学的知見に基づかず、患者の人権侵害のおそれのある指示を出しても、それに従わなければ処罰され、国家資格の剥奪の可能性すらある。また、これらの倫理規定や厚労省の文書などのソフト・ロー、さらに感染症法のようなハード・ローですら、これらルールを動かす前提がある。すなわち、患者の権利を保障するためには、医療従事者は、「専門家」として、厚労省や政府機関から一定の法的、予算的な独立性が保障されていなければならず、そもそも労働者としての権利が保障されていなければならない。また民間の医療機関に大きく依存している日本の医療の現状から言えば、これらのルールも各医療機関の経営優先とならざるをえないという状況もある。[11]

　さらに言えば、ハンセン病強制隔離政策において指摘されたように、法学者としての責任も重い。たとえば、筆者もまた、恥ずべきことだが、勤務先の大学の医学部保健学科で「医事法」という名の講義を担当したり、本書を執筆する機会がなければ、「医療をめぐるルール」について深く調べることも、深く考えることもなかったのもまた事実である。要するに、コロナ禍において医療をめぐるルールが厳しく問われる事態になってようやく、深刻に考えるべき状況になってきたと言えよう。そ

---

11 医療費や医療従事者の労働者としての権利については本書 Chapter.5、専門家と政府との関係については本書 Chapter.6、民間医療に大きく依存した日本の危機的な現状については本書 Chapter.8 を参照。したがって、註 9 の日本の医学界を代表する学術的な全国組織である日本医学会連合の反対声明であっても、総理や与党は、医療従事者への法令や予算による支配から、合理的と言えない感染症「改正」を強行することはできる。あとは、わたしたち世論の動向や監視次第ということになろう。

れはまた、コロナ禍になるまでに医事法のルールをめぐる議論があまり盛んではなかったツケが一気に跳ね返ってきた状況と言えよう。

7　ルールそのものに当事者が参加する大切さと難しさ

(1)　手続保障としてのルール作成過程への参加

　また、そもそも一般人にとっては、法令も、ましてや医療におけるルールも遠い存在と言える。自らの生命や身体を含めた健康状態や医療情報についても知らず、興味もなく、医療施設や医者など医療従事者にお任せという状態は長く続いている。これでは患者の権利の実現もはるか遠いことである。とはいえ、コロナ対応や医療現場で日々用いられている厚労省の文書やガイドラインのようなソフト・ローも「ロー」として法的効力や事実上の不利益、行動規制がある以上、その内容における目的・手段の合理性・科学性はもちろんのこと、さらに患者の権利を実現するための適正な手続保障が求められる。たとえば、ハンセン病問題の解決の促進に関する法律6条で、国はハンセン病問題に関する施策の策定実施に当たり、ハンセン病元患者や関係者との協議を求めている。また、肝炎対策基本法では、厚生労働大臣による肝炎対策の基本指針の策定（9条）時に意見を聴く協議会委員に、肝炎医療従事者と学識経験者と共に肝炎患者、家族あるいは遺族代表者（9条3項、20条2項）を求めている。

(2)　歴史の教訓と患者の権利としての医学教育

　このような制度ができた理由（制度趣旨）は、たとえば、ハンセン病強制隔離政策においてハード・ローの1つである旧らい予防法が改正されなかった背景として、「ハンセン病患者」の手続関与がなかったことはもちろん、立法・行政・医学界そして法学界などの認識や具体的な改善への遅れを反省してのことと思われる。[12]

---

12 たとえば、2005年に公表された厚生労働省『ハンセン病問題に関する検証会

とはいえ、歴史の教訓に基づく制度であっても、用いられることが少なければ意味はない。今後もソフト・ローを含めた「ルール策定時における当事者の関与」が、患者の権利として認められるような社会認識の深まりは必要である。もちろん、その際には、小中高の社会科などにおける患者の権利としての医療教育も今後は必要となろう（患者の権利一般については本書Chapter.3を参照 [→65頁]）。すなわち、患者の権利としての手続に参加する権利とは、もちろん、形式的に「数合せとして参加すれば良い」というものではなく、より実質的に議論に関与し、「患者の権利を実現するルール」を作成するためのものである。議論に参加する能力がない、足りないというのであれば、教育を受ける権利（憲法26条）として、患者の権利など医学教育についての基礎知識も、学校教育に採用されるべきものであろう。いずれにしても、医療にお世話にならない者はまずいないのであるから。法学教育と同じ程度に、医学教育の一般的な普及はより重要なものと言えよう。

おわりに

最後に、以下の5点だけを結論として指摘し、本章を閉じたい。

すなわち、第1に、「濃厚接触者」についてのルールの確認が大切であるということ、第2に、このようなルールの存在は、感染症法や政令のようなハード・ローであれ、厚労省の文書のようなソフト・ローであれ、「ルールの存在が、ただちにルールの正しさを意味しない」ということ、つまり、「ルール万能主義に陥らない」ということである。

第3に、「ルール万能主義」に陥らないためには、ルールの内容における目的と手段の合理性・科学性をできるだけ検証すること、さら

議　最終報告書』「第五　らい予防法の改廃が遅れた理由」〈https://www.mhlw.go.jp/topics/bukyoku/kenkou/hansen/kanren/dl/4a17.pdf（2020年12月25日最終確認）〉。

に、ルールを作成する際には、専門家のみならず、そのルールの対象となるべき人びとが、作成の手続に関与すべきであるということ、そしてそのようなルール作成の手続に参加するためには、そこで適切な発言や提言を行うために、その前提として、医療や科学についての適切な教育が必要ということである。

第4には、ルールがルールとして効果的かつ人権保障的に発揮されるためには、制度や人員そして予算などの実施体制と国からの相対的な独立が必要であるということ、つまり、「ルールだけでは意味がない」ということである。ルールだけではただの文字に過ぎず、そのルールを実現するための人員と予算そして権限（独立性）が必要ということである。

そして最後に、第5として、このようなルールのありがちな間違いに陥らないためにも、本書各章で指摘されているような現在の日本の医療における問題点を、患者の権利保障を基本理念とする医事法という視点から検証し、改善される必要があるということである。

読書案内

川﨑政司『法を考えるヒントⅡ』（日本加除出版、2019年）

　実は、読者の皆さんに、ハード・ローとソフト・ローについてより広く学んでもらおうと、「法学入門」的な書籍を調べても、ほとんどないのが現状である。筆者を含め法学研究者の不勉強と言われても仕方ない。その中で、『法を考えるヒントⅡ』の147〜149頁、331〜334頁は、ソフト・ローが増大する現状と課題について触れ、本章で触れた医事行政のように、行政分野でのソフト・ロー増加の中、法の理念である公平性や透明性などをどう確保するかの課題が指摘されている。参考にしてほしい。

Chapter.3 新型コロナウイルス禍からみる「医療を受ける権利」

大場史朗（大阪経済法科大学）

「院内感染、東京に危機感」

病院（東京都N区）で、入院患者や医師、看護師ら計92人が新型コロナウィルスに感染した。180人以上の感染が確認されたE総合病院（T区）に次ぐ規模で、都は「院内感染の可能性が極めて高い」とする。

医療機関において感染者が判明した場合、一緒に働いていた多くのスタッフが「濃厚接触者」として離脱せざるをえない。E総合病院は3月25日から外来を中止。同病院は感染が疑われる患者を保健所からの紹介で診察する「帰国者・接触者外来」を開設していたが、それも停止した。

都内の医療関係者によると、T区内の医療機関で受け付けるPCR検査の件数が落ち込み、隣接するS区の医療機関に回るなど、影響は周辺の自治体に広がっているという。

都内の別の区の区長も、「院内感染が広がり、地域の拠点となる病院が救急や外来を受け入れられなくなったら痛手だ」と訴える。感染した患者の入院に対応するため、区内の病院で一般病床を空けたり、医療スタッフの人手がとられたりし、地域医療にしわ寄せがきていると明かす。

（朝日新聞2020年4月14日朝刊）

はじめに

2020年のコロナ禍によって、地域住民が、通常の医療を通常通り受診できないということが各地で発生した。コロナ禍は日常、わたしたちが当たり前のものと考えがちな医療提供体制が自明のものではな

いことを白日の下にさらした。

　患者の権利は、社会権としての患者の権利（医療を受ける権利）と患者の自己決定権などに代表される自由権としてのそれに区別しうるが、コロナ禍によって露呈した医療提供体制の脆さは、前者の「医療を受ける権利」に密接に関係する。コロナ禍によって、わたしたちは、自らの「医療を受ける権利」が危険にさらされるという経験をすることになった。

　では、コロナ禍を教訓として、今後、わたしたちはどのようにして「医療を受ける権利」を守っていくべきであろうか。医事法は、①国・自治体と医療従事者・医療機関（以下、医療従事者等）の関係、②医療従事者と患者・家族（以下、患者等）の関係、③国・自治体と患者等、という3面関係を規律する法である。しかし、日本では歴史的な経緯や「医療基本法」（患者の権利法）が制定されていないこともあって、この3面関係の規律は、いびつな構造となっている。本章では、主に患者の「医療を受ける権利」を通して、医療のあり方について考えることにしよう。

日本のいびつな医事法体系

1　契約関係で規律される医療従事者等と患者等

　まず、医療の3面関係における「医療従事者等−患者等」との関係に着目してみよう。現在の医事法の領域において、医療従事者等と患者等の関係を規律する医事法の規定はほとんど存在しない。し

---

1 たとえば、医療法1条の4第1項「医師、歯科医師、薬剤師、看護師その他の医療の担い手は……医療を受ける者に対し、良質かつ適切な医療を行うよう努めなければならない」、同2項「医師、歯科医師、薬剤師、看護師その他の医療の担い手は、医療を提供するに当たり、適切な説明を行い、医療を受ける者の理解を得るよう努めなければならない」、精神保健福祉法（2013年改正前のもの）22条2項の「保護者は、精神障害者の診断が正しく行われるよう医師に協力しなければな

たがって、現在では、医療従事者等と患者等との関係は、もっぱら民法上の契約法で規律するのが一般的である。もっとも、契約関係のもとでは、患者の自己決定権などの「患者の権利」は、国家が国民に保障する人権という観点よりも、むしろ患者の医療従事者等に対する「消費者の権利」(私法上の権利)としての性格がもっぱら強調されることになる。

たしかに医療には患者との契約(準委任契約)という側面があることは否定できない。しかし、医療をもっぱら契約関係でとらえることについては、以前より、次のような問題が指摘されてきた。

第1に、契約関係は対等な私人間で成立するところ、医療従事者と患者等には医療に関する知識や情報の点で圧倒的な差があり、通常の契約とはまったく異なる。また、患者は医療を必要とする状態に置かれていることから、医療従事者に対して弱い立場にある。このような不均衡な力関係を私的自治の原則に委ねただけでは「患者の権利」は保障されない可能性が高い。

第2に、契約自由の原則が支配する契約関係は、①誰と契約を結ぶか、②どのような契約を結ぶかについて、基本的に制約はない。したがって、医療の提供者として株式会社等(外資系企業も含む)の参入を認め、経済的に余裕がある患者については保険適用外の高度な医療(混合診療)を自由に受けることも当然許容される。すでに指摘されているように、かりに混合診療が解禁されれば、現在、保険が適用される医療も、適用外となる可能性があり、一定の経済力がなければ、本来必要な医療が受けられなくなる可能性がある。

第3に、契約関係を強調すればするほど、患者の権利は診療契約上の「患者の権利」、すなわち「消費者の権利」に収斂されることに

らない」や同3項の「保護者は、精神障害者に医療を受けさせるに当たつては、医師の指示に従わなければならない」などの規定を参照。

なる。そして、医療過誤の場合は医療従事者から患者への不法行為や犯罪として捉えられることになる。たとえば、院内感染についても、過失・因果関係等が認められれば、民事責任や刑事責任が問われることになる（たとえば、院内感染につき、民事責任を認めた事例として大阪地判平13・10・30判タ1106号167頁などがある）。一般に、「消費者の権利」が拡大するほど、医療を提供する医療従事者等の義務が増加することから、医療過誤における法的責任をめぐって、患者と医療従事者との間の相互不信が形成され、本来、対立すべきではない両者が対立構造に陥ることも多い。実際、医療従事者の中には、救急患者は断るなどの萎縮医療や、あまり意味のない検査も含めてあらゆる検査をするなどの防衛医療を行う者も見受けられる。国・自治体がどのくらい医療提供体制を整備したかは問題となりにくく、社会の問題が医療従事者・医療機関の過失の有無という一個人・一組織の問題に矮小化されることも起こりうる。

2　国・自治体に指導・監督される医療従事者等

　次に、医療の3面関係における「国・自治体－医療従事者等」との関係に着目してみよう。「国・自治体－医療従事者等」との関係については、医療法などの多くのハード・ローが制定されているが、医療従事者等に対する国・自治体の指導・監督の徹底という観点からの一方向の規律となっている。[2]

　現在の「国・自治体－医療従事者等」の規律の端緒は、明治時代に発布された「医制」に求められる。明治初期には、依然として投薬を中心とする漢方医学が主流であり、無規制下の不当な医療行為がまかり通っていた。そこで、1874年には、主として医薬品の取締り、

---

2 医事法制の歴史については、笠原英彦『日本の医療行政』（慶應義塾大学出版会、1999年）など参照。

医薬分業の採用および西洋医学の導入を目的とした「医制」が発布された。「医制」は翌年の改正によって、医学教育に関する部分が削除され、衛生行政法としての性格を一段と強めることになった[3]。この医師および医療機関を規制するという「医制」の骨格は、その後の、旧医師法（1906年）、国民医療法（1942年）を経て、現行の医師法等の業法や医療法にも継受されている。公定化された診療報酬制度も戦時中にその骨格が固まった。

　このような歴史的経緯から、日本の医事法体系は「医療者規制法[4]」としての性格を強く持つことになった。そのため、医療従事者は「患者の権利」の擁護義務を負うのではなく、国家に対して義務を負うという構造になっている。専門家としての医療従事者の自律と判断を尊重するための専門家自治も認められていない。医師の応召義務（現在の医師法19条）も、歴史的には国家が医師（開業医）等を統制するために、旧刑法のもとで罰則をもって規定されていたものである（同427条9号）。現在も応召義務は患者ではなく、国家に対して医師が負っている公法上の義務であるというのが通説である[5]。

　特に、日本の医療行政が衛生行政として出発したことが、「国・自治体−医療従事者等」との法的関係をいびつなものとした。そして、この衛生行政の中心となったのは、コレラをはじめとする感染症対策であった（詳細はChapter.1参照［→24頁］）。感染症対策を指導したのは衛生警察であり、医療従事者はそのもとで国策に奉仕することになった。「医療ないし医療提供者が国策に奉仕させられるということは、国民の命が国策に奉仕させられるということを意味する」とも指摘されている[6]。

----

3 笠原・前掲註2書34頁。
4 米村滋人『医事法講義』（日本評論社、2016年）31頁。
5 平沼直人『医師法』（民事法研究会、2019年）121頁以下など参照。
6 内田博文「医事法におけるパラダイムの転換──国策に奉仕する医療から国民

3 努力義務にすぎない医療提供体制の整備

　最後に、医療の3面関係における「国・自治体－患者等」との関係をみてみよう。現在の「国・自治体－患者等」の関係については、社会防衛ないし公衆衛生という観点から、患者等に対する国・自治体の行政措置等を定めた一方向の規律しかない[7]。

　医療法1条の3は「国及び地方公共団体は、前条に規定する理念に基づき、国民に対し良質かつ適切な医療を効率的に提供する体制が確保されるよう努めなければならない」と規定している。しかし、現状では、医療体制整備は国・自治体の努力義務にすぎない。「医療基本法」が制定されていないため、国・自治体が「患者の権利」、特に「医療を受ける権利」を積極的に保障するような動きは乏しい。

　以上のように、国・自治体－医療従事者等－患者等の3面関係の規律は、実質的にはいびつな2面関係となっている（図1参照）。

図1　いびつな日本の医事法体系（二面関係）

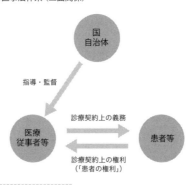

　の命を守る医療へ（2009年10月31日）」〈https://sites.google.com/site/kenri25/shinpo-tepu-okoshi--2（最終確認2020年12月20日）〉。

7 たとえば、精神保健福祉法29条の「都道府県知事は……診察を受けた者が精神障害者であり、かつ、医療及び保護のために入院させなければその精神障害のために自身を傷つけ又は他人に害を及ぼすおそれがあると認めたときは、その者を国等の設置した精神病院又は指定病院に入院させることができる」など参照。

4 「公共財」としての位置づけが不明確な日本の医療

　医療について考える場合、大きく分けて2つの異なる考え方がある。[8] 1つは医療行為が契約行為であることに重きを置き、医療従事者を医療の提供者、患者を医療の消費者とする考え方である。経済学的にいえば、医療は「私的財」（いわば「商品」）として位置づけられる。もう1つは医療を、人間が生活する上で不可欠な「公共財」として位置づける考え方である。ここでは、医療は、誰もが、いつでも、平等に利用可能な社会的インフラとして位置づけられる。そして、社会の構成員が利用する「公共財」としての医療を提供・整備する責任は、第一次的に国・自治体にある。

　このような観点からみても、日本の医療は特殊な位置にある。日本は、明治以来、民間の医療機関（開業医）を医療提供体制の中心に据えた。[9] 先に見た「医制」も自由開業制を前提としつつ（病院の開設許可制）、民間の開業医に規制をかけるものであった。明治以降、第二次世界大戦終了までの間、政府による国立病院は、帝国大学・官立大学附属病院および海軍・陸軍病院、ならびに感染症（ハンセン病・性病・結核）および精神などの特殊な疾病に対する専門病院だけであった。[10] 県立病院もほとんどなかった。戦後も、医療法改正によって税制上の優遇を受けることができる医療法人の制度が導入されたことなどもあり、民間の医療機関が増加の一途をたどった。[11]

----

8 公共財・私的財としての医療については、森宏一郎『人にやさしい医療の経済学』（信山社、2013年）などを参照。

9 日本の医療機関の歴史については、菅谷章『日本の病院』（中公新書、1981年）、福永肇『日本病院史』（ピラールプレス、2014年）、伊関友伸『自治体病院の歴史』（三輪書店、2014年）など参照。

10 福永・前掲註9書231頁。民間の医療機関が増加する転機となったのは、地方税の府県立医学校への支出を禁止した、松方デフレ政策による明治20(1887)年の「勅令第四十八号」であった。

11 笠原・前掲註2書128頁によれば、戦後、私立病院が増加した背景として、①

こうして、日本では、現在も民間の医療機関が医療の供給者として
きわめて重要な役割を果たしている。他方、医療保険制度は国自身
が有力な保険者となり、保険料と一般財源からの公的資金投入によっ
てその財政が賄われている。こうした、公的財政と私的供給の構造は
「日本独自の仕組み[12]」と指摘されている。公的資金が投入されている
点で日本の医療は「公共財」的な位置づけをもっているが、他方で、
営利を追求せざるをえない民間の医療機関が医療の供給者であると
いう、いびつな構造をかかえている。民間の医療機関では、自由競
争の中で患者を獲得することが重要な課題となる。そして、医療の「私
的財」の性格が強調されればされるほど、医療の「サービス業」とし
ての傾向が強くなる。

　このようないびつな構造のもとで、医療および医療機関が「公共財」
という視点を欠くことがあれば、地域住民の「医療を受ける権利」が
危険にさらされやすい。現に、一部の診療科ではすでに顕在化して
いたともいえる。そして、コロナ禍は、この「医療を受ける権利」の未
確立・未成熟という日本の医療の脆弱性を直撃し、大きな混乱を引き
起こした。

コロナ禍からみえた日本の医療のいびつさ

1　医療費、感染症病床および医師数・看護師数の不足

　いうまでもなく、医療提供体制の充実は、医療費の規模と密接に
関係する。国際的にみると、従来、日本は医療にお金をかけない国

1950 年の医療法改正による医療法人制度の導入、② 1960 年の医療金融公庫発足
によって医療機関への低利融資が開始されたこと、③国民皆保険の実現による各
病院の病床拡張、④ 1962 年の医療法改正による公的医療機関の病床数の規制が
挙げられている。
12 笠原・前掲註 2 書「はじめに」など参照。

として際立っていた（詳細はChapter.5参照［→109頁］）。

　日本において医療費の抑制政策がとられる契機となったのは、1981年3月に鈴木善幸内閣のもとで発足した第2次臨時行政調査会（第2臨調）の提言であった[13]。それまで急激に増大していた医療費は、1981年以降、抑制傾向となった。1983年には著名な「医療費亡国論」も説かれることになった。現在も診療報酬が低い水準に抑えられている。

　医師の数も、1982年の閣議決定以降、将来的に過剰になるという推計のもとで2007年まで定員抑制策がとられることになった。看護師不足は従来、医師不足の陰に隠れてきたが、深刻さは医師のそれ以上であった[14]。高齢化社会に伴う需要の多様化と増加に加え、2006年の診療報酬改定における「7対1」基準も需要に拍車をかけた。

　病床数も1985年の医療法改正によって都道府県に医療計画の策定が義務付けられることで、1989年以降、病床の抑制策がとられることになった。特に、すでに伝染病予防法の時代から患者の減少に伴って空き病床が目立っていた感染症の病床については、1998年の感染症法の制定に伴って、①特定感染症指定医療機関、②第一種感染症指定医療機関、③第二種感染症指定医療機関というカテゴリーとその基準が定められたことに加え、「実際の各感染症の患者発生数等に配慮した」こともあり[15]、1999年以降の数年間で激減した。結核病床も患者発生数の減少に伴って漸次減少していくことになった（図2参照）。

----

13 医療政策の変遷については、伊関・前掲註9書など参照。

14 たとえば、小林美希『看護崩壊』（アスキー・メディアワークス、2011年）など参照。看護師不足は、日本の労働問題全体の課題（特に女性の就労問題）と密接にかかわるため、医師不足以上に解決が難しいといえる。

15 厚生省公衆衛生審議会伝染病予防部会基本問題検討小委員会「新しい時代の感染症対策について（報告書）」（平成9年12月8日）〈https://www.mhlw.go.jp/www1/shingi/s1208-1.html（最終確認2020年12月20日）〉。

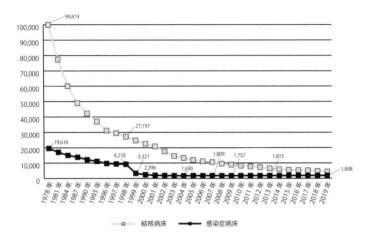

図2　感染症病床・結核病床の推移

＊各年の厚生労働省「医療施設（動態）調査・病院の概況」をもとに作成

　たしかに、第1種・第2種感染症といった重篤な感染症の患者がきわめて少なく、実際に近年の感染症病床の利用率は約3％程度であったことを考えれば、感染症病床数を削減してきたことは必ずしも不当とはいえないかもしれない。しかし、パンデミックを想定したはずの2012年の特別措置法制定以降も感染症病床の顕著な増加がなされることはなかった。かりに経済的な効率性は悪くとも社会の存続・維持に不可欠であれば整備するというのが「公共財」としての医療の考え方である。

　当然、感染症病床の不足はコロナ禍で大きな問題となった。感染症専門医の不足もCOVID-19対策に大きな影響を与えた。感染症専門医は1,560名であり、その配置状況は特定・第一種感染症指定医療機関で77.2％（57施設中44施設）、第二種感染症指定医療機関にいたっては28.5％（351施設中100施設）にとどまっている（2020年6月現

在）。日本感染症学会が適正数とする3,000 〜 4,000人程度とは大きな開きがある。感染症専門医の不足は感染症病床の不足にも関係している。

　感染症指定医療機関における感染症病床の不足を補うため、コロナ禍では、①感染症指定医療機関における感染症病床以外の病床または感染症指定医療機関以外の医療機関に入院させること（感染症法19条1項但書参照）に加え、②病室ではない場所への入院（医療法施行規則10条但書）またはホテル等（臨時の医療施設）の利用（2021年改正前の特別措置法48条1項、改正後の31条の2第1項）も行われた。

　たしかに、日本は人口あたりの病床数は世界一であるため、多くの患者を受け入れ可能のように見えるかもしれない。しかし、いくら病床が多くとも、当該病床に対応できる医師数および看護師数が確保できなければ受け入れることはできない。ホテル等における療養については、医師等による十分な治療がなされたかの検証が必要であろう。

　ICU病床に関する集中治療医・看護師等の不足も深刻な問題となった。厚生労働省の調査によれば、日本のICUとそれに準ずる病床は、17,034床であり、アメリカ（77,809床）、ドイツ（23,890床）には及ばないものの、イタリア・イギリス等の他国よりも相対的に多い。もっとも、日本では集中治療医は約1,850人しかいない（2019年4月1日現在）のに対し、たとえば、日本より人口の少ないドイツでは8,328名

---

16 日本感染症学会「感染症診療体制充実および人材育成に関する要望書（2020年7月15日）」〈http://www.kansensho.or.jp/uploads/files/news/gakkai/2007_yobosho_1.pdf（最終確認 2020 年 12 月 20 日）〉。

17 日本感染症学会「感染症専門医の医師像・適正数について（2019 年 2 月 7 日最終更新）」〈https://www.kansensho.or.jp/modules/senmoni/index.php?content_id=5（最終確認 2020 年 12 月 20 日）〉。

18 厚生労働省「ICU 等の病床に関する国際比較について（2020 年 5 月 6 日）」〈https://www.mhlw.go.jp/content/000664798.pdf（最終確認 2020 年 12 月 20 日）〉。

（2018年12月31日時点）と大きな開きがある。[19]重症化したCOVID-19の集中治療を行うには、感染防御の観点から、最低でも患者1名につき1名の看護師でケアをする1対1看護以上が必要となると指摘されている。[20]

　コロナ禍では、PCR検査の少なさも目立った。COVID-19と共生していく上で、PCR検査は医療と社会経済を維持するための社会基盤であるといいうるが、保健所等の医療資源不足や検査に予算を投入しないという政府の姿勢ともあいまって大量のPCR検査が困難となった。[21]本来は「患者の権利」を保障するために医療資源を増やして適正な検査・治療を行うべきであるが、医療資源が少ないため、そして「医療崩壊」を防ぐためにPCR検査を抑制すべきという倒錯した議論が交わされた。

2　疲弊する医療従事者、脅かされる地域住民の「医療を受ける権利」

　従来、医療は慢性的な人手不足の中、医療従事者の献身的な働きによって支えられてきた。そして、コロナ禍において、医療の現場はさらに過酷を極めることになった。院内感染の背景には医療の現場における人手不足（および防護具などの医療用品不足）が背景にあるとも指摘されているが、院内感染によってさらに人手が不足することになった。

----

19 日本医師会COVID-19有識者会議「COVID-19集中治療体制にかかわるタスクフォース中間報告書」（2020年5月13日）7頁参照。
20 前掲註19報告書7頁。
21 日本医師会COVID-19有識者会議「COVID-19感染対策におけるPCR検査実態調査と利用推進タスクフォース中間報告書」（2020年5月13日）9頁参照。なお、同報告書は、「日本全域を対象としたPCR検査体制基盤の確立は、国民の生命と生活を守る為の国家として絶対に行うべき政策」（同7頁）と位置づけ、今までPCR検査が進まなかった最大の理由は「それらの対策に財源が全く投下されていないためであり、地方自治体を始め個々の医療機関、企業の自主的努力にゆだねられて来たことによると考えられる」（同9頁）と分析している。

重症対応には通常よりも多くの人員が必要であることも、重症病床を増やせないことの大きな原因となった。東京や大阪などの大都市でも、医師や看護師が不足したことをみれば、医師・看護師の偏在ではなく、絶対数の不足が本質的な問題であることが実証されたといえる。

　多くの医療機関では、COVID-19患者の受入などで大きな赤字が発生した。診療報酬等によって政府から一定の支援がなされているが、依然として厳しい状況にある。人手不足の苦肉の策として、他の診療科を閉鎖・縮小して、人員をCOVID-19患者の対応に振り替えるということも行われた。院内感染が発生した医療機関では一定期間、病棟閉鎖や病院閉鎖等も行われた。それらの結果、COVID-19対策だけではなく、一般医療に大きな影響が生じ、地域住民の「医療を受ける権利」が脅かされることとなった。

　コロナ禍で明らかになったように、医療における契約関係は、人的・物的資源の確保を含む医療提供体制が大前提となる。院内感染などによって医療機関が患者の受入れを停止すれば、そもそも医療における契約関係そのものが成立しえない。医療における契約関係は、十分な医療提供体制の提供という暗黙の前提を欠けば、フィクションとなる。医療資源が不足する中で、患者（特に重症患者）の数が増え続ければ、限られた医療資源をどの患者に投入するかという「命の選別」の問題が起こってくる。

　コロナ禍では、国・自治体の法治主義からかけはなれた場当たり的な対応も目立った。その大きな原因のひとつには、「医療基本法」（患者の権利法）が制定されていないため、「医療を受ける権利」の保障という共通の価値規準がなかったことも大きい。コロナ禍の直接の被害者であるCOVID-19患者、最大の貢献者である医療従事者が偏見・差別の対象となったことも「医療を受ける権利」という点からは避けては通れない問題である。「穢」思想という日本固有の病理観も

見逃せない。[22]

　「医療を受ける権利」の保障という共通の規準が法的に確立されていないことは、「公共財」としての医療が法的に担保されていないことを意味する。

3　ますます切り詰められる「医療を受ける権利」

　現在の国・自治体の医療提供体制の整備は不十分であり、コロナ禍では患者の「医療を受ける権利」が脅かされる状況も生まれた。医療従事者の労働環境もさらに厳しさを増すことになった。

　しかしながら、いわゆる団塊の世代がすべて75歳以上の後期高齢者となる2025年に向けて、さらに病院を統廃合するというのが、現時点での、国の基本方針である。[23]

　2013年8月、社会保障制度改革国民会議の「報告書」によって、「全世代型社会保障改革」の構想が提示され、2014年には医療介護総合確保法が制定された。同法では各都道府県に2025年におけ

---

22 大貫恵美子『日本人の病気観』(岩波書店、1985年)によれば、文化人類学の観点から、①日本人の「今日の清潔、不潔の概念は、『清浄』『汚濁』という旧来の象徴観念に基づいており、かつ、清浄・汚濁観念を生み出す同じ象徴構造が、空間、時間、人間の分類を支配している」こと(同12頁)、②清浄・不浄は道徳的価値と密接に結びついており「浄・不浄の観念は世界観を秩序づける主要な原理としてのみならず、最も強い感情的反応を引き出しうる日本人のエトスの重要な位置を占めている」こと(同50頁)などが示される。また、山本幸司『穢と大祓〔増補版〕』(解放出版社、2009年)によれば、歴史学の観点から、①「穢」は伝染すること、②「穢」の伝染について重要なのは「穢」の発生した場の構造であり、建物等の閉鎖的空間の内部で「穢」が発生した場合は「空間全体が穢となる」こと(同52頁)、③「穢」の観念は秩序の維持・強化に役立っており、その意味で社会的サンクションの体系の一環を担っていること(同167頁)、④つまるところ、「穢」の論理とは、ある秩序からの排除の論理であること(同193頁)などが示される。このような分析は、科学的な感染症対策と日本の伝統的な「穢」の論理が、一致する場合もあれば(たとえば手を洗うなど)、対立する場合もあることを示唆しており、興味深い。

23「地域医療構想」とその問題性については、横山壽一・長友薫輝編著『地域の病院は命の砦』(自治体研究社、2020年)など参照。「必要医師数」および「医師偏在指標」の問題点については、佐藤英仁「要医師数の推計方法および医師偏在指標の問題点に関する考察」医療福祉政策研究3巻1号(2020年)39頁以下など参照。

る医療提供体制のあるべき姿を描いた「地域医療構想」の策定を求め、あわせて各医療機関に病床機能報告を義務付けている（医療法30条の4第2項、30条の13も参照）。各都道府県は厚労省から提供されたデータとソフトを使用して、2025年の医療需要と「必要病床数」を推計した。この「地域医療構想」は医師数・看護師数とも関係している。国が進める2040年を見据えた医療提供体制の改革は、①「地域医療構想」で示した2025年の「必要病床数」を目指して病床削減を進め、②削減された病床に合わせて医師・看護師数を抑制しながら配置転換を進めることで、③医療従事者の働き方改革を進めるという三位一体の医療改革だからである。[24]

「地域医療構想」は都道府県が策定するものであるが、その数値目標の達成については国の大きな関与がみられる。2019年9月、厚労省は全国の公立・公的病院のうち再編統合の議論が必要であるとした424病院のリストを公表した。「地域医療構想」を促進することを狙ったものとされるが、突然の公表に対しては医療従事者や地域住民の反発や不安を招いた。全国知事会・全国市長会等は「極めて遺憾」という声明を公表した。さらに、同年12月、厚労省は、医療法上の病床について、稼働病床数ベースで1割以上の削減を行った病院に対する補助を全額国費で行うことを決定し、病床数削減を促した。

コロナ禍においてCOVID-19患者を受け入れた病院の多くが公立・公的病院であったが、一方で、公立病院を地方独立法人化する動きも大きな広がりを見せている。たとえば、東京都は2000年代にはすでに一部の都立病院を公社化・統廃合していたが、コロナ禍中の

---

24 「経済財政運営と改革の基本方針2019──『令和』新時代：『Society 5.0』への挑戦」（骨太方針2019、令和元年6月21日）においても、「2022年度以降の医学部定員について、定期的に医師需給推計を行った上で、医学部定員の減員に向け、医師養成数の方針について検討する」（同61頁）とされている。

2020年3月31日には、8つの都立病院と6つの公社病院を、2022年度内をめどに地方独立行政法人にする方針を決めた。①感染症医療等の採算がとりにくい「行政的医療」の安定的・継続的提供、②経営の効率化等がその理由として挙げられているものの、都立病院が地方独立行政法人化されることで、むしろ、⃞1「行政的医療」の後退を招くのではないか、⃞2医療従事者が非公務員化されることで労働条件が悪化するのではないか、⃞3患者の自己負担が増えるのではないか、⃞4都議会の民主的コントロールが効かなくなる結果、「公共財」としての医療という視点が欠けてしまうのではないか等が懸念されている。

　これらの国・自治体の医療政策は——従来もそうであったように——地域住民の声をほとんど反映しないまま推進されたことに特徴がある。住民不在の中で、地域住民の「医療を受ける権利」が切り捨てられつつある。

「医療を受ける権利」の意義

1　医療従事者と患者の対立関係の解消

　従来、「患者の権利」の強調は、医療訴訟につながるなど、医療従事者の利益を脅かすものととらえられる場合も多かった。その原因はすでにみたように、「患者の権利」が主に「消費者の権利」として捉えられてきたことにあった。したがって、「患者の権利」が拡大すればするほど、ただでさえ人手不足で長時間労働を強いられている医療従事者の診療契約上の義務が増加することになる。人手不足で過酷な労働を強いられている現在の医療現場で、医療事故またはインシデン

---

25 都立病院の地方独立行政法人化とその問題性については、安達智則・太田正・川上哲『都民とともに問う都立病院の「民営化」』(かもがわ出版、2019年) など参照。

トが発生するのは、ある意味当然のことだろう。

　他方、患者の側からみれば、従来、いわゆる「3時間待ち3分診療」や医療過誤の発生等がやり玉に上げられてきた。患者等の医療に対する理解が不十分なためか、医療の不確実性や過酷な医療従事者の状況が顧みられることも少なかった。患者等の権利意識（特に消費者としてのそれ）の拡大に伴って、患者等が医療を「サービス」（私的財）として利用するという風潮がまん延していたことも見逃せない。

　しかし、本来、「患者の権利」とは、憲法上の他の諸権利と同様に、国・自治体が保障すべきものである。本来的には、国・自治体が患者等に関して「患者の権利」を保障しなければならない。しかし、従来、国・自治体は、多くの「医療者規制法」のもとで、これまで医療従事者に多くの負担を押しつけてきた。そのため、国・自治体の公法上の義務が後景に退き、医療従事者の私法上の義務が前面に現れることになった。こうして、本来、対立する関係にない医療従事者等と患者等との「対立関係」が作られてきた。明治以降の歴史を振り返れば、ある意味、人為的、政策的に作られてきたといってもよいかもしれない。[26]

　しかし、コロナ禍がいみじくも明らかにしたように、医療は本来、「公共財」として位置づけられるべきものであろう。そして、「公共財」として医療を位置づけるためには、日本国憲法13条および25条を根拠として、法的にも「医療を受ける権利」をはじめとする「患者の権利」の保障を国・自治体に義務付ける必要がある。そして、患者のための医療を妨げてきた、医療従事者と患者の「対立関係」を解消しなければならない。

---

26 患者の権利オンブズマン編『いのちの格差社会』（明石書店、2009年）89頁〔小林洋二発言〕も参照。

2　自由権としての「患者の権利」の実質化

　患者の立場から見れば、「医療を受ける権利」(社会権としての「患者の権利」)の保障は、自由権としての「患者の権利」を実質化することにもつながる。かつてハンセン病強制隔離政策では、多くの患者が社会の差別・偏見によって、自ら療養所に入ることを選んだ。患者の中には家族に迷惑をかけることを理由に自ら入所した者もいた。絶対隔離政策のもとでは、一般医療機関でハンセン病を診療することができなかったため、治療を受けるためには療養所に行くしかなかった。

　このようなハンセン病の教訓からわかることは、「医療を受ける権利」が実質的に保障されていなければ、自己決定権などの自由権としての「患者の権利」も絵に描いた餅となるということである。ハンセン病患者の「医療を受ける権利」を奪ったのは、国・自治体であり、医療従事者であり、家族であり、周りの国民であった。強制隔離政策のもとでのハンセン病患者の「自己決定」を自己の意思による真摯な選択と同視することは到底できない。

　同様のことは現在の医療においても妥当する。国民皆保険制度の下で、保険証さえあれば医療機関を自由に選択できるといっても、近隣に医療機関が1つもなければ、また、たった1つしかなければその「自己決定権」は空洞化しうる。そのような状況下では「セカンド・オピニオンを受ける権利」もほとんど意味をもたない。医療選択の自己決定についても、基本的に同様のことが妥当しよう。

　「医療を受ける権利」を確立することで、自己決定権等の自由権としての「患者の権利」も実質化されうる。そのことは、従来の「患者の権利」を再構成することにもつながるのである。

3　医療従事者の権利保障

　医療従事者等の立場からみれば、患者の「医療を受ける権利」の

保障は、医療従事者の権利の保障にもつながる。

　日本においては、明治以来の感染症対策や精神科医療に顕著にみられるように、医療ないし医療従事者が国策に奉仕させられるという構造が続いてきた。また、すでにみた特殊日本的な「公的財政と私的供給の構造」の中で、国・自治体が医療従事者に対して十分な医療を実施するための環境整備を行うことがなければ、医療を主に民間の医療機関に依存しているという矛盾は大きく拡大することになる。

　患者の「医療を受ける権利」を保障するためには、国・自治体は、①十分な人的基盤、②安定した財政基盤を整備し、③安全な医薬品・医療機器等を保障しなければならない。

　「患者の権利」を守るためには、医療従事者の医療が国策や国益に反する場合もありうる。したがって、専門家自治等によって医療従事者の身分を保障しなければならない。「患者の権利に関するリスボン宣言」も、「法律、政府の措置、あるいは他のいかなる行政や慣例であろうとも、患者の権利を否定する場合には、医師はこの権利を保障ないし回復させる適切な手段を講じるべきである」としている（序文参照）。

　医療従事者が「患者の権利」を擁護し、医療の質を維持するためには、まず医療従事者の権利・利益が十分に保障されていなければならない。また、患者も、医療従事者の置かれている立場を理解し、医療は「公共財」という観点から医療の適正利用に努めるべきであろう。このように、「医療を受ける権利」の確立は、医療従事者の立場を保障することにもつながるのである。

4　国・自治体の偏見差別除去義務

　以上のように、国・自治体には患者の「医療を受ける権利」を担保するために、十分な医療体制を提供・整備する義務がある。たしかに十分な医療体制は質の高い医療の必要条件である。しかし、人

的・物的な資源を整備しさえすれば、果たして患者の「医療を受ける権利」は保障されるのだろうか。

これまでわたしたちの社会は、ハンセン病、HIV および水俣病の患者・家族ならびに精神障害者等に対する多くの偏見・差別を経験してきた。コロナ禍においては、COVID-19 の患者・家族やその治療にあたる医療従事者に対する偏見・差別も引き起こされた。このような歴史を振り返ったとき、患者の「医療を受ける権利」とは、医療を受けることによって不利益を受けないことまでも含むと理解すべきではないだろうか。その前提として、医療従事者が医療を行うことによって不利益を受けないことも重要である。偏見・差別に起因する社会的障壁を取り除き、医療を受ける患者と、医療を行う医療従事者が安心して生活できる社会的環境を整備することも国・自治体の大きな役割である。

ハンセン病家族訴訟に関する熊本地裁判決は、国の誤った隔離政策等（先行行為）の遂行によって「ハンセン病患者家族に差別被害が生じ、ハンセン病患者家族の憲法13条の保障する社会内において平穏に生活する権利や憲法24条1項の保障する夫婦婚姻生活の自由が侵害されたこと」を認め、その先行行為により、国は「条理上、ハンセン病患者家族に対する偏見差別を除去する義務をハンセン病患者家族との関係でも負わねばならない」とした。この理は、一般の感染症医療においても十分に生かされねばならない（なお、特別措置法の 2021 年改正により、新型インフルエンザ等に起因する差別的取扱い等につき、国および自治体の実態把握や啓発活動等の規定が新設された。同13条参照）。

5 患者等の医療政策過程への参加

医療の3面関係における「国・自治体−患者等」の規律について

----

27 熊本地判令 1・6・28 判時 2439 号 4 頁。

は、医療政策への参加権も重要となる。社会権としての「患者の権利」の保障は、患者等が国・自治体の医療政策の決定プロセスに関与し、自己の権利を主張することを可能にする。これは日本国憲法25条に基づいた権利として位置づけることができる。

　医療法30条の4第1項によれば、都道府県は、国の定める基本方針に即して、かつ、「地域の実情に応じて」、医療計画を定めるものとされている。もっとも、2013年に厚生労働省医政局が実施した調査によれば、各都道府県の医療計画作成のために設置された153の作業部会のうち、患者を構成員としていたのは41の部会だけであった。[28]国の医療政策を審議する社会保障審議会医療部会、同医療保険部会、中央社会保険医療協議会においても委員となっている当事者はごく少数である。「がん対策基本法」（同法25条参照）のように、協議会等に患者等の参画を定めている法律等もわずかである。[29]

　また、日本医療政策機構が実施した「2019年日本の医療に関する世論調査」によれば、日本の医療および医療制度については総合的に62％が満足しているものの、項目別の満足度をみると、「医療制度を作る過程での国民の声の反映」については33.7％、次いで「医療政策を作る過程の透明性」が33.8％で、最も低かった。[30]

　すでにみたように、コロナ禍は医療が「公共財」であること、感染症対策という観点からも地域の医療提供体制を再考しなければならな

---

28 厚生労働省「医療計画策定に当たっての体制等」、同「医療計画の推進に係る都道府県調査結果（速報）」（平成25年7月31日）参照。第2回 PDCA サイクルを通じた医療計画の実効性の向上のための研究会「資料8-1」「資料8-2」〈https://www.mhlw.go.jp/stf/shingi/other-isei_127275.html（最終確認2020年12月20日）〉。
29「ハンセン病問題の解決の促進に関する法律」では、ハンセン病に関する医療施策の策定・実施にあたって「ハンセン病の患者であった者等その他の関係者との協議の場を設ける等これらの者の意見を反映させるために必要な措置を講ずるものとする」（同6条）という規定が設けられている。
30 日本医療政策機構「2019年日本の医療に関する世論調査（2019年9月）」〈https://hgpi.org/wp-content/uploads/hc_survey2019_JPN.pdf 3頁参照（最終確認2020年12月20日）〉。

いことを明らかにした。そのためには、当然ながら、地域住民の声が不可欠である（図3参照）。

図3 「公共財」としての医療の実現（3面関係）

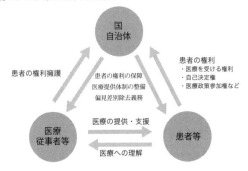

おわりに

　以上、本章では、コロナ禍で脅かされることになった社会権としての「患者の権利」（医療を受ける権利）のあり方についてみてきた。

　昨今、COVID-19対策の反省を踏まえ、私権の制限も含め、国の権限を今まで以上に強化しようとする動きもみられる。[31] そこでは、保健所を中心とした検査および患者の入院隔離を基本とする「明治以来120年余りの感染症対応のアンシャンレジーム」からの脱却を図ることが目指されている。もっとも、この「アンシャンレジーム」には、本章

----

31 自由民主党行政改革推進本部「大規模感染症流行時の国家ガバナンス改革提言（2020年6月26日）」〈http://www.yamashun.jp/opinion/shiryo1-1_wgteigen.pdf（最終確認2020年12月20日）〉。同提言によれば、COVID-19対策においては、わが国の感染症対策の体制が十全に機能しなかったとして、①わが国では（旧）「伝染病予防法」（明治30年）以来、保健所による検査を中心にいわば感染源という「点」を抑えて対処するということを基本にしてきたこと、②国から自治体・保健所等に対する明確な指揮命令系統を確立することができなかったことなどが説かれる。なお、コロナ禍をもっぱら「自然災害」と捉える発想も、基本的には同様の考え方を基礎としていると思われる。

が提示した、①明治以来の日本の医事法制のいびつなあり方、②それを前提とした1980年代以降の医療費削減と医療資源削減（保健所およびその人員の削減も含む）の動きなど、多くのものを付け加えなければならないだろう。そして、国家の権限強化以前に、わたしたちの「医療を受ける権利」の意義を再確認し、「医療基本法」によって「患者の権利」を明確に確立しなければならない。「患者の権利」不在の国家の権限強化とは、まさに、明治以来の「アンシャンレジーム」の強化にほかならないからである。

　特別措置法および感染症法の2021年改正により、事業者が営業時間の変更等の命令に違反した場合や患者が入院先から逃げた場合等に罰則（行政罰）を科すという規定が盛り込まれたことについても、同様の問題を指摘できる。

　これまでみてきたように、コロナ禍という「非常時」によって「平時」の医療提供体制の問題が表出したといえる。本章が提示したように、「患者の権利」を法的に確立することで、従来、「対立させられる」ことも多かった医療従事者と患者との構造的問題を解消し、医療における両者の信頼関係と協同関係を再構築しなければならない。

[読書案内]

本田宏『本当の医療崩壊はこれからやってくる！』（洋泉社、2015年）
　長年、外科医として医療にかかわってきた著者が、日本の低医療費と医師不足の医療の現状をわかりやすく説明し、日本の医療再生の処方箋を提示する。

村上正泰『医療崩壊の真犯人』（PHP研究所、2009年）
　財務省から厚生労働省へ出向中に医療制度改革に携わった元官僚の著者が、医療崩壊を引き起こした「真犯人」の姿を明らかにする。

COVID-19と業務妨害罪

感染症法の趣旨

　感染症法における「感染症」とは、一類感染症、二類感染症、三類感染症、四類感染症、五類感染症、新型インフルエンザ等感染症、指定感染症、新感染症をいう。「指定感染症」とは、一類、二類、三類及び新型インフルエンザ等感染症を除く既知の感染症で、感染症法の規定を準用しなければ、まん延により国民の生命及び健康に重大な影響を与えるおそれがあると認められるものであって、政令で定められるものである（6条8項）。指定感染症に対する感染症法の準用の期間は1年以内で、特に必要な場合は1年以内に限り延長が可能である（7条）。講ずることのできる措置は、医学的知見等を踏まえて政令を改正することで変更できる。COVID-19は指定感染症に指定されており、都道府県知事が19条・20条の入院の勧告・措置等の必要な措置を講ずることが可能となっている（二類相当）。

　一類感染症、二類感染症、新型インフルエンザ等感染症は、通院医療では対応できない感染症であるため、感染症法は、感染症指定医療機関において良質かつ適切な医療を提供して早期に社会復帰させ、感染症のまん延の防止を図ることとしている。[1]

　感染症法は、入院勧告の際、患者に適切な説明を行って理解を得るように努め（19条2項）、強制的な入院はそれがうまくいかないときに限りなされるものであるとしている（3項）。入院中の患者は、退院請求（22条3項、25条）や苦情の申立て（24条の2）をすることができる。入院は、患者の身体を拘束するものであるから、入院期間は必要かつ最小限のものでなければならず（22条の2）、感染症法は、入院患者が退院できる状態になった場合の退院手続について定める（22条等）。

　また、改正前の感染症法は、無断離院（入院中の患者が主治医の許可、外出、外泊の手続をとらずに病院を出てしまうこと）について規定せず、これに対する罰則もなかった。患者の人権を尊重し、良質かつ適切な医療の提供と感染症のまん延を防止するために、罰則は必要ないと考えていたためであろう（法改正の詳細は、Column①「特措法と感染症法の改正」を参照［→43頁］）。

---

1 厚生労働省健康局結核感染症課監修『詳解　感染症の予防及び感染症の患者に対する医療に関する法律〔四訂版〕』（中央法規、2016年）113 ～ 114頁。

業務妨害罪での逮捕、起訴、有罪判決

　しかし、報道によると、COVID-19に感染して入院した病院を抜け出し、感染を隠して温泉入浴施設に入り、職員に消毒や風評被害による苦情の対応をさせるなどしたとして偽計業務妨害罪で逮捕される事態が起きている。埼玉県警によると、温泉施設の減収を招いた影響に加え、退院許可がないまま病院関係者を欺いて逃走した点を悪質と判断し逮捕に踏み切ったという[2]。本件については、その後、不起訴処分とされたが、さいたま地検は理由を明らかにしていない[3]。別のColumn①「特措法と感染症法の改正」で取り上げたように、政府は感染症法を改正して、入院の拒否や無断離院を罰則によって抑止しようとする。だが、無断で入院先を離れることに、いかなる法益侵害があろうか。実質的にはCOVID-19の患者等であることを理由とした処罰であり、それは差別そのものではないだろうか。

　一方、感染していない者が陽性者を装って役所の窓口や商業施設の業務を妨害したことを理由に、威力業務妨害罪に問われ、有罪となる事案も出ている。たとえば、2020年3月に名古屋市のドラッグストアで店員に向けて「俺コロナなんだけど」「俺陽性」などと言って咳をし、店の業務を妨害したとして威力業務妨害罪で起訴された被告人に対し、懲役1年4月（執行猶予3年）としたもの[4]、2020年3月に名古屋市の家電量販店を訪れ、「俺コロナだよ、コロナだよ」などとCOVID-19に罹患しているような発言を繰り返し、店員らの業務を妨害したとして威力業務妨害罪で起訴された被告人に対し、懲役10カ月としたものがある[5]。

　これらの類似の事案——2020年4月愛知県大治町役場で職員に「俺はコロナだ。陽性反応が出た」と言って役場の業務を妨害したとして威力業務妨害罪で起訴された被告人に対し、名古屋地裁が懲役1年6月（執行猶予3年）を言い渡したこと——について、元裁判官の水野智幸・法政大学法科大学院教授は「平時であれば、この程度の発言で罪には問われないだろう」

----

2 日本経済新聞 2020 年 12 月 3 日北海道朝刊。
3 読売新聞 2020 年 12 月 24 日東京朝刊。
4 名古屋地判令 2・8・12LEX/DB 文献番号 25571209。
5 名古屋地判令 2・6・26LEX/DB 文献番号 25566508。名古屋高裁は同年 9 月 17 日、控訴を棄却した。

と指摘し、また、厳しい傾向にある量刑について「新型コロナで春先は社会全体が非常に緊迫し、生命の危機だ、という不安が広がっていた」こと、「一連の判決には一般予防、抑止効果の狙いがあった」としている。[6]

問題はどこにあるのか？

このように刑事司法機関はCOVID-19に厳しく対峙している。今後、可罰的違法性があるのかなど刑法理論から検討がなされるべきであろう。また、そもそも、無断で病院を出て行き、罹患していることを隠して施設を利用したり、罹患していない人が罹患していると嘘をついたりする、これらの行為の背景にあるのは、感染症（患者）への恐れではないだろうか。感染症（患者）への恐れがなければそのような行為をする必要はないであろう。言い換えれば、社会に感染症（患者）への恐れがまん延しているからこそ、そのような行為に至った。このように考えると、彼らを処罰することは、感染症（患者）を忌避することであり、感染症に対する差別的な見方をさらに助長するものではないだろうか？

内山真由美

----

6 日本経済新聞 2020 年 10 月 5 日夕刊。

Chapter.4

新型コロナウイルス禍に考える 精神科医療のあり方

内山真由美（佐賀大学）

「厚木の病院、8人感染　精神科、転院先探し難航」

　厚木市の精神科病院S病院は21日、30〜70代の入院患者7人と女性看護師1人が、新型コロナウイルスに感染したことが確認されたと発表した。2人が中等症、ほかは軽症という。病院側は感染症への対応は困難として県に転院を要請したが、受け入れられずに感染が広がった可能性を指摘。県は精神科患者の転院先探しに難しさがあると説明する。

　病院によると、3月29日に措置入院とされた40代の女性患者が発熱を繰り返し、PCR検査で4月15日に陽性と判明。県に転院を求めたが応じてもらえず、今も入院しているという。

　さらに、17日に患者1人、21日に患者5人と看護師1人の感染を確認。感染患者はいずれも同じ階の個室に入院し、食事は一緒にとっていたといい、一部は院内感染とみられるという。

　病院側は「感染者をすぐに転院させれば感染拡大を避けられたのではないか」と指摘。K病院長代行は「（精神科）単科の病院では衛生資源や感染症の知識が乏しい。精神科と感染症、どちらも対応できる病院に転院できるシステムを作ってほしい」と訴えた。

　一方で、感染防止策について「県には適切に指導してもらって順守したが、結果的に多数の感染者が出たことは遺憾だ」とも述べた。院内に特別対策チームを設け、県の指導を受けながら対応していく方針だ。

　県保健医療部は「県内初めての精神科病棟でのコロナ感染クラスター事案だった。精神科は他の診療科と比べて患者さんとの接触度が高く、対策が難しい。転院先もまだ決まっていない」と説明。別の担当者も「受け入れ先はどこもいっぱいで状況を見て判

断している。精神科の患者は専門的対応が必要で、受け入れ先を探すのが難しい」と打ち明けた。

（朝日新聞2020年4月22日朝刊）

はじめに

　厚生労働省の対策班がまとめたS病院におけるCOVID-19に関する調査報告を読むと、精神科病院における感染症の感染拡大防止と感染症の治療がともに難しいものであるとわかる。①病棟における確定症例と濃厚接触者を区別するゾーニングの困難、②感染管理認定看護師などの感染症専門家の不在、③酸素投与可能な個室における重症患者の安全な管理の困難である。それゆえ、転院先病床の調整が必要となる。[1]

　精神科に入院するときは、「精神保健及び精神障害者福祉に関する法律」（以下「精神保健福祉法」という）が適用される。精神保健福祉法は、患者本人の意思によらない入院形態（措置入院、医療保護入院など）を定める。また、入院後の処遇についても、病院管理者に通信・面会の制限、隔離・身体的拘束といった行動制限を行う権限を与えている。本章では、このように他の診療科と異なる特徴を持つ精神科を取り上げる。特に、精神科医療が入院を主としていることに注目して、コロナ禍に露呈した問題について検討したい。

----

1 以下のURLを参照〈http://www.soushu.jp/docs/pdf/200430.pdf （最終確認2020年11月26日）〉。

精神科病院におけるCOVID-19の治療

1 「単科」精神科病院

　入院患者にCOVID-19の感染が判明したとき、院内では感染症の治療が難しく、患者の転院もうまく調整できず、病院内に感染が拡大してしまう。こうした事態は、冒頭の精神科病院に限らず起こりうることである。

　精神科入院患者に対するCOVID-19の治療のために、各地で医療提供体制の構築が検討されている。[2] S病院において転院先の確保が難航した神奈川県は、ダイヤモンド・プリンセス号の際に採用した「神奈川モデル」を発展させ、県立精神医療センターと湘南鎌倉総合病院が運営委託する湘南イノベーションパーク臨時医療機関を「精神科コロナ重点医療機関」に指定し、精神疾患の重篤度とCOVID-19の重篤度をかけ合わせる「精神科医療版神奈川モデル」を開始した。

　同モデルは、①精神疾患が軽症でCOVID-19も軽症の場合、単科精神科病院が対応する。②精神疾患が重症でCOVID-19が軽症の場合、県立精神医療センターが対応する。③精神疾患が軽症でCOVID-19が中等症の場合、臨時医療施設が対応する。④精神疾患が重症でCOVID-19が中等症の場合、湘南鎌倉総合病院と県立

---

2 他に、愛媛県松山市の牧病院や、都立松沢病院の取組みがある。愛媛県は、COVID-19 のクラスターが発生した牧病院（民間の精神科病院）を、COVID-19 中等症患者向けの「重点医療機関」に指定した。牧病院は、病院内のゾーニングや病棟施設の改修、看護職員を確保し、院内に COVID-19 の専用病棟を設けた（愛媛県　知事記者会見「新型コロナウイルス感染症に係る 19 事例目進捗状況等に関する記者発表の要旨について」(2020 年 6 月 5 日)〈https://www.pref.ehime.jp/h25500/020605.html（最終確認 2020 年 11 月 26 日)〉。都立松沢病院は、高齢者施設や精神科病院で COVID-19 に感染した陽性患者を受け入れている（松沢病院通信 53 号 2020 年夏号)〈https://www.byouin.metro.tokyo.lg.jp/matsuzawa/wp-content/uploads/2020/08/matsuzawa_53_0806.pdf（最終確認 2020 年 11 月 26 日)〉。松沢病院、および牧病院に関するルポは、山岡淳一郎「コロナ戦記　第 5 回危機に立つ精神医療」世界 941 号 (2021 年) 168 頁以下。

精神医療センターが連携して対応する。⑤精神疾患が重症で
COVID-19も重症の場合、高度医療機関で対応する、というもので
ある。

　ここにあるように、「単科」精神科病院は、患者が中等症以上の
COVID-19の場合、治療することができない。単科精神科病院とは、
一般病床・療養病床の病床を1床も持たず、すべての病床が精神病
床の医療機関を指す。単科精神科病院には、院内にCOVID-19の
治療を行う呼吸器循環器科の専門医がいない。ゆえに、酸素吸入
等が必要な中等症のCOVID-19感染者の治療を行うことができない。

　実は、日本の精神病床の9割は民間病院であり、かつ、民間病
院の8割は単科精神科病院である。ということは、大部分の精神科
病院ではCOVID-19の治療ができない。つまり、精神障害者は治療
の機会を著しく制限されており、コロナ禍で精神科医療がパンデミッ
クに脆弱な構造であることがわかる。それでは、なぜこれほど民間の
単科精神科病院に依存しているのだろうか。少し歴史を振り返ろう。

2　民間の単科精神科病院への依存
　　──精神科医療の歴史

　精神科医療の担い手が国公立ではなく私立であるのは、歴史的な
ものである。1900年に、精神障害者に関する日本で最初の全国的な
法制度がつくられた。「精神病者監護法」という法律である。それは、

---

3 神奈川県立精神医療センター「精神医療における新たな神奈川モデルの体現」
〈http://seishin.kanagawa-pho.jp/info/files/corona-model20200930.pdf（最終確認 2020
年 11 月 26 日）〉。
4 神奈川県立精神医療センター「新型コロナウイルス感染防止の取組み等に関す
る Q&A」（2020 年 9 月 30 日 時 点 ）〈http://seishin.kanagawa-pho.jp/info/files/corona-
qa20200930.pdf（最終確認 2020 年 11 月 26 日）〉。
5「厚生統計要覧（令和元年版）」第 2-32 表 〈https://www.mhlw.go.jp/toukei/youran/
indexyk_2_2.html（最終確認 2020 年 11 月 26 日）〉。

自宅の一室や物置小屋の一角に部屋を作って精神障害者を収容すること（私宅監置という）を公的に認めて、その手続を規定し、違反の場合の罰則を設けるものであった。こうして精神障害者の多くは治療を受けることなくとどめ置かれた。

　1917年実施の全国一斉調査によって、精神病院等に入院している者が約5,000人に過ぎず、私宅監置を含め約6万人の患者が医療を受けられていないことが明らかになった[6]。そこで、1919年に「精神病院法」を制定して公立の精神病院の建設を促そうとしたが、予算が伴わず5つの病院の建設にとどまった[7]。そこで、急いで私立病院を整備しようとした。考えられたのが、内務大臣が指定した私立の精神病院を「代用精神病院」とすることである。

　日本国憲法を受けて制定された「精神衛生法」（1950年）により、「精神病者監護法」と「精神病院法」は廃止され、私宅監置は禁止された[8]。精神衛生法は、都道府県に精神病院の設置を義務付けて公立の精神病院を建設するよう求めた。だが、1954年7月の全国精神障害者実態調査により、精神障害者の全国推定数は130万人であり、そのうちの35万人が入院を必要としていることがわかった。当時の実際の精神病床はその10分の1に満たない約3万床に過ぎなかった[9]。そこで、1954年の改正で、非営利法人の設置する精神病院の設置および運営に要する経費への国の補助を規定して、民間の精神病院の建設を促した。1958年、入院患者に対して、医師数は一般病床の3分の1、看護職員は3分の2でよいとする厚生事務次官通知が出

----

6 精神保健福祉研究会監修『［四訂］精神保健福祉法詳解』（中央法規、2016年）5頁。
7 鹿児島保養院（1925年）、大阪中宮病院（1926年）、神奈川芹香院（1929年）、福岡筑紫保養院（1931年）、愛知城山病院（1932年）のみ（精神保健福祉研究会監修・前掲註6書6頁）。
8 ただし、精神病院法により代用病院とされている私立の精神病院を「指定病院」とし、それがある場合は、厚生大臣の承認を得て設置を延期できるとした。
9 精神保健福祉研究会監修・前掲註6書10頁。

され（いわゆる「精神科特例」）、民間の精神科病院の建設を後押しした。以後、精神病床の増加は顕著になり、1960年には約8万5,000床に達し、1985年頃まで「精神病院ブーム」[10]は続いた。

このように、国公立病院の整備がうまくいかなかったために、民間の単科の病院に依存する形で日本の精神科医療は成り立っている[11]。2018年10月1日現在、精神病床は32万9,692床である[12]。当時は病院の建設を急ぐための「特例」であった精神科特例は、恒常化し、今も精神科は他の診療科と比べて医師・看護師の患者数に対する割合が少なくてよいとされている[13]。

3　強制入院

精神保健福祉法は、任意入院、措置入院、医療保護入院、緊急措置入院、応急入院を規定する。精神科においても、一般医療と同じく患者本人の同意に基づく任意入院（20条）が原則である。なお、任意入院は、1987年に制定された「精神保健法」で新設された入院形態である。裏を返せば、それ以前は精神科医療において患者本人の意向は考えられていなかったということである。措置入院は、「自傷他害のおそれ」を根拠に、社会防衛の観点から都道府県知事の権限により強制的に入院させる制度である（29条）。医療保護入院は、医療および保護のため入院の必要があるが、本人が入院に同意しない場合に、家族等の同意（家族がいない場合等は市町村長の同意）に基づき強制的に入院させる制度である（33条）。本人からすれば強制入

---

10 精神保健福祉研究会監修・前掲註6書10頁。

11 岡田靖雄『日本精神科医療史』（医学書院、2002年）205頁。

12 厚生統計要覧・前掲註5文書第2-27表。

13 精神病床のうち大学病院等については一般病床と同じ人員の配置基準である（患者16名に対して医師が1人、看護職員が3人必要）。だが、それ以外の精神科病院については、患者48人に対して医師が1人、看護職員が4人に抑えられている。

院である。

　それでは、入院形態別の患者数を630調査から見てみよう。任意入院14万1,818人（52.1%）、措置入院（緊急措置入院を含む）1,585人（0.5%）、医療保護入院12万7,429人（46.8%）、その他の入院（応急入院、鑑定入院、医療観察法による入院を含む）860人（0.3%）、不明404人（0.1%）である。[14]

　精神保健福祉法の他に強制入院を規定する法律といえば、COVID-19で一般に知られることとなった感染症法がある（Chapter.1参照［→24頁］）。「自傷他害のおそれ」（措置入院）や「医療及び保護」、「家族等の同意」（医療保護入院）によって入院が強制されるという点が、精神科医療の特徴である。

4　差別と偏見

　次に、入院期間について見ていこう。精神科病院に入院している人は、全国に27万2,096人存在する（2019年6月30日午前0時時点）。1年以上の長期入院患者が全体の半数以上（16万5,978人）を占める。治療が必要だから入院しているというわけではない人もいる。5年以上入院している人が8万4,771人。20年以上も入院している人が2万2,110人。少なくない患者が、地域社会に暮らす場所がないことから、症状が落ち着いた後も病院への入院を続けざるをえない状況にある。これを「社会的入院」という。[15]

　社会的入院は、「家族が退院後の受け入れを拒否するから生じる問題」ではなく、「家族が悪い」わけでもない。患者の家族を非難す

----

14 国立精神・神経医療センター精神保健研究所精神医療政策研究部「630集計 従来フォーマットでの集計」Ⅱ.2.(3)〈https://www.ncnp.go.jp/nimh/seisaku/data/keyword.html（最終確認2020年11月26日）〉。

15 以上、国立精神・神経医療センター精神保健研究所精神医療政策研究部・前掲註14 文書Ⅱ.2.(3)。

ることは問題を矮小化することであり、誤っている。病院が居場所になってしまっているのはなぜか。なぜ好きな場所で平穏に暮らせないのか。それは上記の精神科医療の歴史で見たように、精神科医療が患者を社会から引き離して入院を主としてきたからである（ハンセン病患者に対する強制隔離政策と同じである）。私宅監置の制度化以来、日本でとられてきた精神障害者を社会から見えなくするという政策によって、精神障害（者）に対する差別・偏見が醸成された。差別・偏見による被害は、ハンセン病と同様に、本人だけでなく家族にも及んでいる。

5 居住権の保障

　差別と偏見の解消が課題となるなか、国において、精神科長期入院患者の地域移行が推進されている（2014年7月の長期入院精神障害者の地域移行に向けた具体的方策に係る検討会とりまとめなど）。だが、人々を病院から放り出すものであってはならない。「退院後の受け入れについては、住まう権利である『居住権』の問題であり、『病院』か『家』という二者択一の状況にしかないことが問題である[16]」。

　「住み続ける権利は、どこに行って住むか、政府によって妨害されないという居住移転の自由（憲法22条）を基礎に、どこに住むか、さらにどんな暮らしで住み続けるか、自己決定でき、そのための諸条件が国によって保障されるというまさに包括的、総合的な現代の人権である[17]」。「社会的入院」の問題を考えるときには、この視点を持たなければならない。

----

16 塩満卓「家族等の同意に基づく医療保護入院に関する批判的検討──政策形成過程と国際比較の観点から」佛教大学社会福祉学部論集 14 号（2018 年）107 頁。
17 井上英夫「新型コロナウイルス感染症と人権──健康権と住み続ける権利を中心に」労働法律旬報 1969 号（2020 年）13 頁。

6　精神科病院で感染症の良質かつ適切な医療の提供が可能か？

　精神科に入院すると、他科と異なる環境に置かれる。長く入院している人はすぐには退院が難しい状況にある。先に、大部分の精神科病院ではCOVID-19の治療ができないということを指摘した。厚生労働省は、それでも基本的に精神科病院で対応するよう求め、感染防護に努めること、簡易陰圧装置の整備につき補助金を用意するなどしている[18]。だが、精神科特例によって人員は抑えられているのであるから、精神科ではCOVID-19が軽症であっても対応は難しく、COVID-19の治療のみならず院内感染の拡大の懸念がある。

コロナ禍における面会、外出・外泊

　精神科に入院している患者は、面会、外出・外泊についてCOVID-19の影響を受けている。

1　治外法権化する精神科病院

　精神病棟5,917のうち、夜間外開放1,402（24%）、終日閉鎖4,206（71%）、左記以外309（5.2%）と[19]、終日閉鎖（原則として、終日、病棟の出入り口が施錠される）が全体の7割を占めている。社会から隔絶した状況で、深刻な人権侵害の発生が伝えられる。2017年にケリー・サベジさんが身体拘束中に心肺停止し、搬送先の病院で死亡した。こ

---

18 厚生労働省「精神科を標榜する医療機関における新型コロナウイルス感染症への対応について」事務連絡令和2年4月3日〈https://www.mhlw.go.jp/content/000618677.pdf（最終確認2021年1月8日）〉。

19 国立精神・神経医療センター精神保健研究所精神医療政策研究部・前掲註14文書Ⅱ.1（1）。

うした不適切な身体拘束に伴う死亡事案の発生が報告されており、精神科病院における隔離・身体拘束の具体的な状況を把握し、人権侵害を防止しなければならないが、厚生労働省研究班の調査は、精神科病院の全国団体の難色を受けて頓挫した[20]。このため実態が把握できなくなっている[21]。

　2020年3月4日に、神戸市の神出病院の元看護助手と看護師6人が精神科入院患者を虐待したとして監禁罪などで逮捕された。事件が発覚した契機は、医療機関からの通報ではなく、加害者の1人が別の事件で逮捕されたことである。神戸市は、同病院に精神保健福祉法に基づく立入調査（38条の6）を行い、病院の管理者に対して改善命令（38条の7）を行った[22]。神戸市議会は、国に、障害者虐待防止法の通報義務の対象に医療機関を加えるよう法改正を求める意見書を提出した[23]。厚生労働省が監督権限を持つ47都道府県と20政令指定都市に調査したところ、虐待事案を把握していたのは31自治体であったこと、および精神科の医療機関で患者への虐待疑いの事例が2015〜19年度の5年間で72件あったことがわかった[24]。

2　コロナ禍における面会

　しかし、人権侵害が明るみに出た事案は氷山の一角に過ぎない。

----

20 西日本新聞「身体拘束の厚労省調査が頓挫　精神科病院団体が難色」2019年3月10日18時28分〈https://www.nishinippon.co.jp/item/o/493102/（最終確認2021年1月8日）〉。

21 精神科病院における身体拘束について、日本国憲法、刑事訴訟法、刑法解釈論を参考に検討するものとして、内山真由美「刑事法学から精神科病院における身体拘束を考える」（2020年度「病院・地域精神医学」掲載予定）。

22 神戸市〈https://www.city.kobe.lg.jp/a00685/763509813271.html（最終確認2021年1月8日）〉。

23 神戸市〈https://www.city.kobe.lg.jp/documents/9496/ikensho-3.pdf（最終確認2021年1月8日）〉。

24 西日本新聞「精神科患者虐待5年で72件」2020年9月1日朝刊。

そのうえCOVID-19感染拡大防止の観点から設けられた制限により、状況の把握がいっそう困難となっている。

精神保健福祉法37条1項は、「厚生労働大臣は、前条に定めるもののほか、精神科病院に入院中の者の処遇について必要な基準を定めることができる」とし、2項は「基準が定められたときは、精神科病院の管理者は、その基準を遵守しなければならない」と規定する。告示において、入院患者の処遇にあたっての基本理念、通信・面会、患者の隔離、身体的拘束、任意入院者の開放処遇の制限について定められている（昭和63年4月8日厚生省告示第130号）。告示第130号は、「精神科病院入院患者の院外にある者との通信及び来院者との面会（以下「通信・面会」という）は、患者と家族、地域社会等との接触を保ち、医療上も重要な意義を有するとともに、患者の人権の観点からも重要な意義を有するものであり、原則として自由に行われることが必要である」とする。「電話及び面会に関しては患者の医療又は保護に欠くことのできない限度での制限が行われる場合があるが、これは、病状の悪化を招き、あるいは治療効果を妨げる等、医療又は保護の上で合理的な理由がある場合であつて、かつ、合理的な方法及び範囲における制限に限られるものであり、個々の患者の医療又は保護の上での必要性を慎重に判断して決定すべきものである」と述べる。

このように、通信・面会は基本的に自由であり、制限の際には、合理的な理由があり、合理的な方法と範囲に限られ、個々の患者について判断されるべきである。しかし、COVID-19の感染拡大以前も、実際は通信の自由が脅かされる状況にあり、遵守されているとはいえなかった。コロナ禍において、制限に合理的理由があるか否かが個々の患者について判断されているだろうか。仮に、面会が原則として禁

----

25 桐原尚之＝山田悠平「精神障害者の入院時の自由が脅かされる状況について」季刊福祉労働163号（2019年）91頁。

止されている場合、告示第130号にいう原則と例外が逆転しており、問題である。

　少なくとも、厚生労働省が、感染拡大防止のため家族等との面会を行う場合におけるオンラインによる面会の実施を検討するよう求めるように、[26]弁護士やNPOとの面会についても、オンラインを積極的に活用し、入院患者と外部との回路を確保しなければならない。

　なお、本章では主に入院を取り上げてきたが、精神科救急や外来診療もCOVID-19の影響を受けている。東京都精神科救急医療情報センターは、特に緊急事態宣言が出された4月、昨年同月に比べて相談件数が減少したといい、精神科初期救急（外来）も大きく減少していることから、受診先でCOVID-19に感染することを恐れたことが影響したと推測している。[27]また、精神科救急患者数の減少、デイケアや作業療法プログラムの休止、訪問アウトリーチの対象の絞り込み、心理検査・心理カウンセリングの延期や中止などが報告されている。[28]

　気になるのは、COVID-19の影響から精神科二次救急（入院）は、むしろ増えているとの報告があることである。「コロナが襲ってくるという妄想が出現し、錯乱状態」、「子どもが、自粛のストレスで物を壊し刃物を持ち出した」などである。[29]また、2020年11月の自殺者数（1,798人：速報値）は、対前年同月比で182人（約11.3％）増となっており、2020年1月から11月の累計自殺者数（19,101人：速報値）は、対前年

---

26 厚生労働省「精神科医療機関における新型コロナウイルス感染症等への対応について」事務連絡令和2年6月2日〈https://www.mhlw.go.jp/content/000711494.pdf（最終確認2021年1月8日）〉。

27 西村由紀「電話相談の現場から見た新型コロナウイルス感染症の影響」東京都こころの健康だより129号（2020年）7頁〈https://www.fukushihoken.metro.tokyo.lg.jp/chusou/joho/kenkodayori.files/dayori129_4_8.pdf（最終確認2020年12月21日）〉。

28 渡邉博幸「COVID-19緊急事態宣言特定警戒県における単科精神科病院の診療活動の現状」精神科治療学35巻6号（2020年）556〜559頁。

29 西村・前掲註27論文。

比426人（約2.3%）増となっている[30]。とりわけ収入の減少に伴う生活への不安を解消するための施策の充実が急務である（たとえば、休業中のパート・アルバイト女性のおよそ2人に1人は仕事がなくなることを不安に感じている。Column③「一斉休校、外出自粛、休業要請」を参照［→106頁］）。

おわりに——患者の権利法の必要性

　本章では、日本の精神科医療に根本的な問題があることを見てきた。最後に、解決のための方向性を示したい。障害者の権利に関する条約は、「いかなる場合においても自由の剥奪が障害の存在によって正当化されない」（第14条第1項b）と規定する。この要請に応えるために池原毅和は、「精神科医療を特殊な医療として特化していくのではなく、他の診療科と同質・同等のユニバーサルな基準に基づいて患者の同意が得られない場合の医療のあり方を定めていくことが必要であり、また、あるべき方向であると考えられる」[31]とする。

　また、八尋光秀は、患者隔離収容条項の廃止と一般医療への組入れ政策をとり、「インフォームド・コンセント、患者の自己決定権などの患者の権利を一般医療とともに保障実践できる地域医療環境を社会の方が整備し提供すること」[32]が必要であると指摘する。

　このように、主に弁護士から、精神保健福祉法という特殊な法律により精神科医療が一般医療と隔絶されてしまい、患者に不利益を及ぼしている、という問題が認識されている。COVID-19の感染拡大以

----

30 厚生労働省自殺対策推進室「警察庁の自殺統計に基づく自殺者数の推移等」（2020年12月10日）〈https://www.mhlw.go.jp/content/202011-sokuhou.pdf（最終確認2020年12月21日）〉。
31 池原毅和「精神保健福祉法の医療基本法（仮称）への統合的解消と治療同意の意味」精神医療94号（2019年）44頁。
32 八尋光秀「日本における精神科医療の現状と課題」甲斐克則編『医事法講座第10巻　精神科医療と医事法』（信山社・2020年）332頁。

前、他科と精神科の違いを精神医療ユーザーが次のように述べてい
る。「仲間たちから風邪をひいて近所の内科へ行ったら受診拒否され
たという話を時々聞きます」。「一般医療で精神障害者が拒否されるの
は、偏見、差別だけの問題ではないと思うのです。……薬の飲み合
わせ問題というのが大きいのです。精神科の薬を飲んでいると、他科
で使いたい薬が使えないとか、検査もできないとか、手術もできないと
いうことがあるのです。……難しい十分な治療ができない、責任が持
てないということで敬遠されるということもあると思います……」[33]。

　精神科に入院している患者は、適切な医療を受けられない環境に
ある。COVID-19を契機にこのことが明らかとなった今、精神保健福
祉法という特殊な法ではなく、一般医療とともに、医療の基本となる
法の下に精神科医療のあり方を検討すべきではないだろうか。

33「第3回これからの精神保健医療福祉のあり方に関する検討会　議事録」澤田
優美子発言〈https://www.mhlw.go.jp/stf/shingi2/0000141320.html（最終確認2020年
11月26日）〉。

読書案内

池原毅和『精神障害法』(三省堂、2011 年)

著者によれば、「精神障害法」とは、精神障害に関連した事項を規定するさまざまな法の総称である。本書を読み、精神障害のある人に関わる現在の法的な対応が真に公正で適切なものであるか、そこに偏見や差別が組み込まれてはいないかを検証し、あるべき精神障害法の姿について検討してほしい。

長谷川利夫『精神科医療の隔離・身体拘束』(日本評論社、2013 年)

著者は、隔離・身体拘束を縮減するためには、この問題に対して国民が関心を持つことが何より大切であると述べる。本書を読み、著者があとがきに込めた「現在よりも、もっと人間が人間らしく生きていくことができる社会の建設へと向かうように」、議論を始めよう。

NPO 法人全国精神障害者ネットワーク協議会ほか『精神医療は誰のため?』(共同医書出版社、2015 年)

本書は、精神医療ユーザーと精神科医との間でなされた「対話」から成る。精神科医療について考えることは、よりよい医療、より生きやすい社会を考えることである。

斉藤道雄『治したくない』(みすず書房、2020 年)

多くの患者がひがし町診療所にやって来るのは、医療技術ではなく安心と楽しさを求めているから。川村医師は、その人の持ち味を一生懸命探しているのであって治しているのではないという。本書を読み、精神科とは何かを自由に考えてみよう。

一斉休校、外出自粛、休業要請

COVID-19 と私たちの暮らし

　COVID-19対策として、安倍首相（当時）は2020年2月27日、小学校、中学校、高等学校、特別支援学校に「一斉休校」（臨時休業）を要請する方針を示した。これを受けた文部科学省は、各学校の設置者に3月2日から春休み開始日までの間、学校安全保健法20条に基づく臨時休業の措置を講じるようお願いし、自治体は対応に追われた。幼稚園・保育園も登園の自粛を求めたり休園したりし、保護者が医療従事者やエッセンシャルワーカーの子どものみを受け入れた。野村総合研究所が2020年5月22日に公表した調査によれば、COVID-19の影響で、小学生以下の子どもが同居する家庭に属する男性・女性の約7割が、家事・育児にかける時間が増加したと回答している。増えた家事・育児の時間の捻出方法について、男性の31％は「パートナーが時間を増やした」（女性は10％）と回答しており、女性に負担が偏る傾向にある。

　安倍首相（当時）は2020年4月7日、COVID-19の全国的かつ急速なまん延による国民生活および国民経済に甚大な影響を及ぼすおそれがある事態が発生したと判断し、「新型インフルエンザ等対策特別措置法の一部を改正する法律」（以下「特措法」という）32条1項の規定に基づき、緊急事態宣言を発出した（当初は7都府県が対象。その後対象が全国に拡大。段階的な解除を経て5月25日全面解除）。

　緊急事態宣言が発出された特定区域の都道府県知事は、住民に対して不要不急の外出を自粛するよう協力を要請でき（特措法45条1項）、多数の者が利用する施設の管理者等に対して施設の使用停止（休業）要請を行うことができる（2項）。施設管理者等が要請に正当な理由なく応じないとき、特定区域の都道府県知事は、要請に係る措置を講ずべきことを指示できる（3項）。2項による要請と3項による指示を行ったときはその旨が公表される（4項）。

　なお、都道府県知事は緊急事態宣言の発令の有無に関係なく、「公私の団体又は個人に対し」協力を要請することができる（特措法24条9項）。たと

---

1 令和2年2月28日元文科初第1585号文部科学事務次官通知。

えば、大阪府は、第一段階として24条9項による休業要請を行い、それに正当な理由がないにもかかわらず応じなかったとして、第二段階である45条2項に基づく休業要請をし、4項に基づきパチンコ店の店舗名の公表へと至ったのであった。

コロナ禍において、私たちは首相や都道府県知事から不要不急の外出の自粛（ステイホーム）、時短営業や営業の自粛（休業）を要請されている。しかし、住民に対する外出の自粛要請（特措法45条1項）は、憲法22条1項の移動の自由を脅かし、休業要請・指示（特措法45条2項、3項、施行令第11条）は、営業の自由（憲法22条）、集会の自由や表現の自由（憲法21条）、学問の自由（憲法23条）、教育を受ける権利（憲法26条）に影響する。北海道の鈴木直道知事のように、知事が法的根拠のない独自の「緊急事態宣言」を発令して市民生活を制限する例もあった。なお、2021年2月3日、改正特措法と改正感染症法は成立した（詳細は、Column①「特措法と感染症法の改正」を参照 [→43頁]）。

しわ寄せが社会的弱者に及んでいる現実

COVID-19の影響で、会社の経営難を理由に解雇や雇止めをされた人、勤務先から休業を指示されるも休業手当は出ないと言われた人、就業時間の短縮による賃金の減少等々、生活が困窮する人が増えている。就職や住まいなどの困りごとや不安を抱えている人の相談窓口である自治体の「自立相談支援機関」への相談件数を見てみる。2020年4月から9月に同機関に寄せられた相談件数は、約39.2万件（速報値）と、昨年1年分（約24.8万件）をはるかに超えた。COVID-19の影響による休業等により収入が減少し住居を失うおそれがある人への住居確保給付金の支給件数は、2020年4月から10月で約11万件（昨年度約4千件）、COVID-19による休業等を理由に一時的な資金が必要な人への緊急小口資金の特例貸付件数、および失業して生活の立直しが必要な人への総合支援資金（生活支援費）の特例貸付件数は、2020年4月から11月で約113万件（昨年度約1万件）といずれも大幅に増加した。個人事業主、フリーランス、外国籍といったこれまでつながりの薄かった人の相談が増えているという。

----

2 特措法24条9項と45条2項との関係について、新型コロナウイルス感染症対策本部決定「新型コロナウイルス感染症対策の基本的対処方針」を参照。

3 以上、第13回社会保障審議会「生活困窮者自立支援及び生活保護部会」資料2

野村総合研究所が2020年12月10日に公開した調査結果によれば、COVID-19により休業を余儀なくされているパート・アルバイト女性は、その権利があるにもかかわらず7割が休業手当を受け取れていない。休業手当を受け取っていない割合は、製造業に比べてCOVID-19の感染拡大による外出自粛で雇用調整の必要性が大きく生じた業種（宿泊業、飲食業、生活関連サービス業、娯楽業など）で高い。世帯年収200万円未満のパート・アルバイト女性が、休業手当を受け取っていない割合が最も高い（8割）。休業中のパート・アルバイト女性のおよそ2人に1人は、この先仕事がなくなることを不安に感じており、4人に1人が生活リズムや心身の健康維持が難しいことに不安を感じている。

私たちが望む社会とは？

　一斉休校、外出自粛、休業の要請は、憲法が保障する私たちの重要な権利を広範に制限し、私たちの生活を立ち行かなくするほどの影響を及ぼす。こうした制限がCOVID-19対策としてどれほどの効果を持つのだろうか。科学的な裏づけのある説明を、私たちは政府から受けただろうか（政府からの説明がなされていないことについて、Chapter.6を参照 [→132頁]）。

　コロナ禍でとりわけ家事・育児・介護の負担が増えた人、非正規の雇用で働く人へのしわ寄せが表面化している。だが、これは以前から日本に存在する労働問題である。たとえば、ネットカフェの休業で居場所を失った人。COVID-19以前、ネットカフェは、低賃金で家賃が支払えない人の拠り所になっていた。生活困窮者支援に関わる稲葉剛は、「すべての人に『ステイホーム』できるための住まいを保障し、セーフティーネットに開いた穴を見逃さない社会は、どんな感染状況、どんな経済状況になろうとも、人々の命と健康を守るという観点から見て、強靭な社会である」[4]と述べる。私たちは、今後、感染症に負けない社会を築いていくことができるだろうか。

内山真由美

より。

4 稲葉剛ほか『コロナ禍の東京を駆ける』（岩波書店、2020年）185頁。

Chapter. 5
新型コロナウィルス禍で顕在化した医療費抑制政策の問題点と医師の労働問題

櫻庭 総（山口大学）

「限界の医療、働き手どう守る」

　感染者が増え医療現場は限界に近い。医師や看護師らは長時間働かされ、過労死のリスクが高まる。マスクや防護服も足りない。背景には感染症に十分な備えをせず、人手不足を放ってきた国の問題がある。医療従事者の子どもが保育所から通園を拒否されるなど、差別的な対応も見られる。働き手をどう守るかが緊急の課題だ。

　　　　　　　　　　　　　　　　　　　（朝日新聞 2020年4月28日朝刊）

はじめに

　上記の新聞記事はこのような書出しからはじまり、コロナ禍での医療従事者の過酷な労働環境をレポートしている。注目したいのは、それがコロナ禍で発生した例外的な出来事ではなく、これまでの国の医療費抑制政策が抱えていた問題の顕在化であるとの視点で書かれていることである。本章ではこのことを確かめてみたい。

　日本は現在、超高齢社会に突入しており、それにともない医療費も増大し、国の財政を圧迫するという話をおそらく一度は聞いたことがあるだろう。それゆえ、なんとか日本の財政を持ちこたえさせるには、医療費はなるべく抑制されなければならないし、私たちの自己負担が増えるのもやむをえない、そのような意見を聞くことも多い。

　また、医師が不足しているという話を聞いたことがある人も多いだろう。とはいえ、国の財政は厳しいし、医者は人の命を預かる職業で高給取りなので、そのような状況下では滅私奉公的な働き方もやむを

えない、そう考える人もいるだろう。

　しかし、このような考えは本当に正しいのだろうか。国の医療費抑制政策が医療の現場に歪みを生じさせ、そのツケを医療従事者と患者の双方が払わされている構造になっていないだろうか。これを明らかにするため、まずは医療政策の要である医療保険制度の基本的な仕組みを確認し、それが医療費抑制政策のなかでどのように変化してきているのかを理解することから始めたい。

医療費抑制政策がもたらすもの

1　変容しつつある医療保険制度

⑴　世界に冠たる日本の医療保険制度

　人間は誰しも病気や怪我をするし、しかも思わぬ病気や怪我をする。今はお金に余裕がなくて医療費を払えないから病気にはもう1年待ってもらおう、というわけにはいかない。突然の傷病時に医療を受けられるか否かは生死の問題に直結する。日本の医療制度は、こうしたリスクについて以下の社会保険方式によって対応している（これに対して、すべて国の税金で賄うことを税方式という）。

　私たち被保険者は、保険を運営する主体である保険者に一定の保険料を支払っている。その代わり、いざ病気になったときは、保健医療機関である病院や診療所に一部負担金（いわゆる現役世代であれば3割）の支払いのみで医療を提供してもらえる。診療報酬の残額は保険者が支払うことになるが、保健医療機関が水増し請求しないよう、審査支払機関が中間に入りチェックする仕組みになっている。ちなみに、この仕組みだと被保険者が病院にいったん全額を立替えて支払う必要がなく、手持ち現金が足りずに医療費を払えないというリスクがさらに軽減される。この仕組みを現物給付という（これに対して、いったん全額を支払った後にお金が返ってくる仕組みを現金給付という）。以上の保険制

度があるおかげで、私たちは急病になっても安心して医療を受けることができる。

しかも、日本の医療は国民皆保険制度であるというのが大きな特徴だ。つまり、国民誰もが何らかの公的医療保険に加入している。大きく分けると、勤め人とその家族が加入する各種の被用者保険、自営業の人などが加入する国民健康保険、そして75歳以上の高齢者が加入する後期高齢者医療制度から成り立っている。みなさんも何らかの保険証を持っているはずだ。その保険証1枚あれば、どの医療機関を受診するのも自由である。民間保険が中心のアメリカのように、保険会社の指定した医療機関しか受診できないということもない（フリーアクセス）。

このように、国民皆保険、現物給付、フリーアクセスという特徴をもつ日本の医療システムは、世界的にも高い評価を受けており、たとえば、WHOのThe world health report 2000では、保健医療システムの総合目標達成度につき、当時の加盟国191カ国中堂々の1位を獲得している。[1]

⑵　増加する公費負担

ただし、社会保険方式といっても、財源の一部は税（公費負担）によって賄われているのが現状だ。たとえば、2017年度の財源別医療費の割合をみてみると、公費負担38.4%（国庫25.3%、地方13.1%）、保険料49.4%（事業主21.1%、被保険者28.3%）、患者負担等12.3%となっており、少なからぬ割合を公費が負担している。

このように公費が投入されている医療費であるが、超高齢社会の階段を急ピッチで登る日本では、その額も今後ますます増加していくことが予想される。たとえば、2017年度の国民医療費は43.1兆円（うち

---

1 The world health report 2000 - Health systems: improving performance 〈https://www.who.int/whr/2000/en/（最終確認 2020年12月5日）〉。

37.4%の16.1兆が75歳以上医療費）であり、団塊の世代が75歳以上になる2025年度は47.8兆円、2040年度には66.7兆円になる見通しである。

　したがって、財政赤字が続くなか、今後ますますの増大が予想される医療費をいかに捻出し、抑制するかが日本の大きな課題だといわれる。

⑶　変容する医療保険制度

　医療費増大の問題は以前から指摘されてきており、たとえば、1983年には当時の厚生省保健局長による「医療費亡国論」が波紋を呼んだ。したがって、80年代以降、保険給付の方式に種々の変化が生じている。ここでは、①自己負担の増加、②診療報酬の改定および③混合診療をめぐる動向の3点をとりあげよう。

　1つ目。医療費の公費負担を減らすために真っ先に思いつくのが、被保険者である患者の自己負担額を増やすことである。昔は高齢者の医療費が無料であった時期もあるが、1983年から定額負担となり、その後、自己負担の割合が増加している。現時点での自己負担割合は、75歳以上は1割（ただし現役並み所得者3割）、70〜74歳は2割（現役並み3割）、6〜69歳は3割、6歳未満は2割となっている。[2]　なお、2020年12月15日、政府は75歳以上（一定所得以上の者を対象）の自己負担割合を2割に引き上げる方針を閣議決定した。

　また、自己負担に関して、いくら一部負担といっても、元が高額な治療であったり、短期的に何度も治療が必要であったりすると、家計の負担は重くなる。そのため、1カ月の医療費が上限額を超えた場合、超過分が返ってくる高額療養費制度が存在する。もっとも、この制度についても2017年から70歳以上の上限額の段階的な引上げ（自己負

----

2 ちなみに、子どもについては、すべての都道府県・市区町村で何らかの医療費助成制度が設けられている。

担額の増加）が実施されている。

　2つ目。医療機関で支払いをした際にもらった領収書を一度は見たことがあるだろう。初診料や検査といった項目に点数がふってあり、1点10円で計算した合計額が医療費で、その自己負担割合に相応する額が支払額であることがわかる。診療報酬はこの点数によって決まっており、おおむね2年に1回改定される。その算定方法は、内閣が改定率を決定し、中央社会保険医療協議会（中医協）が改定案を答申し、最終的に厚生労働大臣が告示することになっている。

　医療費の増加を抑えるため、国は診療報酬の改定を通じても医療費を抑制してきた。たとえば2020年度については全体改定率マイナス0.46％であり、2016年度以来3回連続のマイナス改定となっている。2006年度には全体改定率マイナス3.16％と過去最大の引下げがなされた。近年の傾向としては、本体部分（検査、手術等の医療行為の価格）よりも薬価等（医薬品や医療機器の価格）の引下げで全体改定率のマイナスが実現されている。

　3つ目。医療費の公費負担を減らすには、一定の診療を医療保険の対象外とし、全額自己負担とすることも考えられよう。診療には、保険の対象となる保険診療と保険の対象外となる自由診療がある。たとえば、虫歯の治療でも、いわゆる銀歯は保険適用されるが、見た目が自然なセラミックは保険適用外で高額となる。保険診療と自由診療を併用することはできず、その場合はすべて保険適用外となる。これを混合診療の禁止という。

　もっとも、混合診療を禁止する法律上の明文規定は存在しない。そればかりか、1984年には例外的に保険外診療との併用を認める特定療養費制度がはじまり、その後、2007年には対象範囲の拡大を目的として、「評価療養・患者申立療養」（いわゆる高度・先進医療）または「選定療養」（特別な療養環境や治療材料）について保険診療との併用を認める保険外併用療養費制度が導入された。判例も、原則としては

混合診療が保険給付外であるとするものの、例外として保険外併用療養費制度は認めている（最判平23・10・25民集65巻7号2923頁）。2020年4月現在、先進医療A（未承認の医薬品等の使用を伴わない先進医療）は21種類、先進医療B（未承認の医薬品等の使用を伴う先進医療）は60種類が認められている。[3] 例外であるはずの保険外併用療養費の対象は拡大しつづけており、実質的には混合診療解禁の状態に近づいている。

　しかし、混合診療の解禁には問題点も指摘されている。がんの治療薬など生死にかかわるものであれば、患者はどんなに高額でも「藁にもすがる」思いで費用を負担するだろう。そうなると価格は高止まりし、開発企業が保険収載されるために多額のコストをかけて治験を行うこともしなくなるのではないかといわれている。[4] 混合診療の認められる範囲が拡大するほど、保険外負担が一般化し、低所得者は効果的な治療を受けられないという医療格差を生じさせるおそれがある。

2　経済の論理で医療制度が決まる

⑴　生命よりお金？

　近年の医療保険制度は激しく変化しているが、それを牽引する政府の方針につき、主だったものを確認しておきたい。

　大きな影響を及ぼしたものとしては、2005年の自民党政権下での「骨太の方針2005」閣議決定がある。これに基づき、翌年に医療制度改革関連法が成立し、保険外併用療養費制度や高齢者の自己負担増が実現した。前述した診療報酬の改訂率が過去最大のマイナスを記録したのもこの時期である。さらに2008年には後期高齢者医療制度が創設された。なお、疾病のリスクが高まる75歳以上の高齢者

---

3 『保険と年金の動向 2020/2021』厚生の指標・増刊 67 巻 14 号（2020 年）88 頁。
4 島崎謙治『医療政策を問い直す』（筑摩書房、2015 年）242 頁以下参照。

のみを対象とした保険は先進国では例がないという。[5]

　また、2012年には民主党政権下での三党合意で「社会保障・税一体改革大綱」が閣議決定された。これに基づき関連法が整備され、2015年には医療保険制度改革関連法が成立し、2016年から入院時食事療養費の自己負担額引き上げ等が、2018年から国保の都道府県単位化（市町村にかわり都道府県が財政運営の責任主体となる）が実現した。その後も、後期高齢者医療制度での保険料軽減特例措置の原則廃止、高額療養費の上限額の引上げが行われている。

　全体的な傾向としては、医療費の増大する将来を見据えて、国は財政赤字でこれ以上の負担が難しいため、国民や地方自治体の負担増で対応する、というものといえる。聞こえの良い言葉も用いられているものの、現実の施策をみると医療費抑制が至上命題といわざるをえない。

　今回のCOVID-19対応の窓口となっている保健所も例外ではない（詳細はChapter.1参照［→24頁］）。全国の保健所の総数は2020年4月時点で、合計469カ所だが、「1994年3月に848カ所あったものが、地方自治体の行政改革による定数削減によって保健所の集約化が急速に進み、ほぼ半減してしまったというのが現状」であり、「保健所の弱体化は、日本の人々の生活と生命を守る砦を失うことである」と指摘されている。[6]

② 民意は反映されているか

　こうした医療費抑制一本やりの政策については、問題点も指摘されてきた。たとえば、「保健医療2035」政策懇談会による「保健医療2035提言書」（2015年6月）では、「これまでの保健医療制度は、やや

5 田畑康人＝岡村国和編著『読みながら考える保険論〔増補改訂第4版〕』（八千代出版、2020年）308頁〔田畑雄紀執筆〕参照。

6 村嶋幸代「なぜコロナ対応の窓口は病院ではなく『保健所』なのか」PRESIDENT Online〈https://president.jp/articles/-/35247（最終確認2020年12月5日）〉。

もすると近視眼的な見直しを繰り返し、却って制度疲労を起こして」おり、「漸進的な自己負担増や給付の縮減のためのアプローチだけでは、その効果に限界がある上、国民と未来展望を共有することはできない」と指摘されている。

また、政策決定への国民の不信感も明らかである。たとえば、「日本の医療に関する世論調査2017年〔第二版〕」では、「医療および医療制度に対する満足度」の調査項目のうち、最も低値であったのが、「制度決定への市民参加の度合い（制度に国民の声が反映されているか）」(21.0%) であり、次いで、「制度決定プロセスの公正さ（制度をつくる過程の透明さ）」(21.8%) であった。

このようにみてくると、時の政府の方針次第で医療政策が大きく転換してしまう（経済の論理で生命の問題が左右される）ことが現在の医療制度に混乱を招いているといえそうだ。しかも、そのような政策がどのようなプロセスで決定されたのか不透明であり、当事者参加の仕組みが不十分で国民の声が反映されていないと多くの人が感じている。

もし政府の医療費抑制政策にこのような問題があるのだとすれば、政策の妥当性を疑ってみることも必要だろう。そこで次に、そもそも日本の社会保障費・医療費の増大が国家存亡の危機を招くという前提自体の正しさを、国際的な比較から確認してみよう。

3　国際的な比較

(1)　小さな社会保障と高所得者に優しい税制

ここでは、主にOECD加盟国と日本を比較してみよう。国（中央政府）の支出に占める社会保障費の割合をみてみると、主要国の多くは、日本より大きい中央政府支出で、より大きい社会保障支出を行っており、人口の高齢化が最も進んでいるはずの日本の社会保障の規

模は主要国の中で最も小さいといわれている。[7]

　対GDP比率で算出した税と社会保障の国民負担率をみてみると、日本は30.7%（2015年）であり、OECD加盟35ヵ国中26位の低さである。そこでの税負担と社会保障負担を分けて比較してみると、税負担率は18.6%で33位にまで低下する。日本は税負担が相当に低い。[8]

　他の主要国との比較からみると、日本政府の赤字の主な原因が社会保障費であるとは考えにくく、これに対して所得税収の少なさが目立つ。所得税収の対GDP比は、日本は5.7%と主要国中最低であり、累進性（高所得者に高い税率を課すこと）を緩和し過ぎたと評価されている。[9]

　各国間の比較分析を通じてみると、日本の社会保障支出はむしろ最低であり、現在の赤字財政の原因は社会保障支出ではなく、必要な税収確保を怠ってきた結果であり、税収は主要国で最低水準になっていると指摘されている。[10]前述した2012年の社会保障と税の一体改革の際に、消費税を5%から8%（2014年）、10%（2015年）へと引き上げることが決まった。これは社会保障の充実のためといわれていたが、一方で高所得者や企業への課税はきわめて抑制的である。

⑵　切り詰められる人件費

　医療提供体制にも日本的な特徴がある。一般的には、医療は労働集約型のサービスといわれる。つまり、患者の治療にあたるのは医師や看護師といった医療従事者の労働によるところが何より大きいのである。したがって、十分な人手を確保することが必要であり、人

------

7 磯部文雄＝府川哲夫「社会保障費は抑制すべきではない──主要国との比較から」週間社会保障 No.2973（2018年）46頁以下参照。
8 前田由美子「医療関連データの国際比較──社会保障の給付と負担、医療費、医療提供体制」日医総研 WP.No.407（2018年）39頁以下参照。
9 磯部＝府川・前掲註7論文47頁参照。
10 磯部＝府川・前掲註7論文47頁および田中耕太郎「財政の持続可能性と社会保障改革」週刊社会保障 No.2985（2018年）156頁参照。

件費の割合が高くなるのが普通である。

ところが、日本の場合、先進諸国に比べ、むしろ逆に資本集約的＝労働節約的なサービスの提供が行われているといわれる。つまり人口当たりの病床数やCT、MRI等の高度・高額医療器機の台数は、先進諸国のなかでも際だって高いのに対し、病床当たりの医師数や看護職員数は、逆に際立って少ないのである。[11]

以上からわかるように、国際的な比較では、政府の社会保障費や1人当たり医療費は必ずしも多くない。むしろ問題は、高所得者や企業からの税収が低いことだが、そこには改革のメスが入りにくい。そのぶん、医療従事者の人的資源を「節約」して制度が維持されていることがわかる。はっきり言ってしまえば、医療従事者個々人の献身的な努力や犠牲のもとにシステムが成り立っているということであり、制度設計としては決して褒められたものではないだろう。

こうした医療費抑制政策の問題点を確認したうえで、いよいよ医療従事者の労働環境に焦点を当てることにしよう。

なぜ医師はそんなに忙しいのか

1 医師不足の現状と背景

⑴ コロナ禍で顕在化する医療従事者不足

日本医師会の中川俊男会長は2020年12月2日の記者会見で、COVID-19の患者の急増に関連して医療崩壊の可能性が強まっているとの認識を示すとともに、医療従事者の心身の疲労がピークに達していることを踏まえ、「医療従事者が最前線から離脱する恐れも現実化している。重症患者に対応する医療従事者はまったく足りていない」

---

11 尾形裕也「医療提供体制の課題と将来」週間社会保障 No.2985（2018 年）82 頁以下参照。

と語った。[12]

　医師や看護師が不足していることはつとに指摘されてきた。前述したように、医療従事者個々人の自助・共助により成り立ってきた医療システムの脆弱性が、コロナ禍で顕在化したのである。医療従事者の過酷な労働環境について、ここでは医師不足と医師の労働問題にスポットを当てることにしよう。

⑵　医師の不足と偏在

　医師不足が叫ばれて久しい。これは、医師の絶対数が不足しているという問題と、その配置に偏りがあるという問題（偏在）に分けて考えることができる。

　医師の偏在は確実である。都市部に比べ地方は医師が少なく、都道府県別ではいわゆる「西高東低」の傾向がある。これは医学部の偏りなどが要因といわれる。また、都道府県内でも地域による偏りがある。厚労省は長期間へき地医療対策を行ってきたものの、2014年にもなお637の無医地区（医療機関のない地域で、半径4km内に人口50人以上が居住しており、かつ、近隣の医療機関まで交通機関を利用して片道1時間以上を要する場合）および370カ所の準無医地区が存在している。さらに、診療科偏在の問題もある。労働時間が長く、夜間の救急が多く、訴訟のリスクも高い、小児科医、産科医、救急医の不足が深刻である。

　国際的には、医師の絶対数の不足も明らかである。人口1,000人対医師数は、日本は2.4であり、OECD加盟国35カ国中30位となっている。[13]病床あたりの医師数にすると、他国より病床数の多い日本は、より医師不足が明らかとなる。

　なぜこのような事態が生じているのか、医師養成政策の歴史を簡

12 毎日新聞政治プレミアタイムライン2020年12月2日19時35分〈https://mainichi.jp/articles/20201202/k00/00m/040/276000c（最終確認 2020 年 12 月 5 日）〉。
13 前田・前掲註 8 論文 16 頁参照。

単に振り返ってみよう。

⑶　なぜ医師不足に陥ったのか

　医師養成政策は時代によって変遷がある（医師の養成については Chapter.7も参照 [→152頁]）。まず、1973年の無医大県（一県一医大）構想閣議決定を上げることができる。国民皆保険が実現しても、医師がいなければ「いつでも、どこでも」受けられる医療にならないことから、当時医学部のなかった県に医学部を設置し、1985年までには人口10万人当たり医師150人を確保することが目指された。

　ところが、1980年には目標値を達成し、今度は抑制策に転換することになる（前述したように1983年には医療費亡国論が耳目を集めた）。たとえば、1982年の「今後における行政改革の具体的方策について」閣議決定では、「とくに医師および歯科医師については、全体として過剰を招かないように配慮し……」と記載されている。さらに、1997年の「財政構造改革の推進について」閣議決定でも、「引き続き、医学部定員の削減に取り組む。あわせて、医師国家試験の合格者数を抑制する等の措置により医療提供体制の合理化を図る」とされた。

　大きな契機となったのが、2004年の初期臨床研修制度の導入である。これにより、研修医が研修を受ける施設を選べるようになった。一方、大学病院は従来の「医局人事」による研修医の労働力を当てにできなくなり、自治体病院に派遣していた医師の「引き上げ」現象が続出した。これが医師不足の主原因と指摘するものも少なくないが、潜在的に進んでいた医師不足問題が、初期臨床研修制度が導入されたことによって顕在化したと見るべきだろう。[14]

　これに対処するため、2008年の「経済財政改革の基本方針」閣議決定では、医師養成数を過去最大数まで増員することが決定され、「地域枠」制度が導入されることとなった。

----

14 桐野高明『医師の不足と過剰』（東京大学出版会、2018年）87頁参照。

なお、これまで医師数の抑制を決めてきた閣議決定の名称に注目してみると、「そこにでてくる言葉は『行政改革』であったり『財政構造改革』であ」り、「国民の安心や安全を確保するための医療をいかなるかたちで整備するかというよりも、どのようにして財政再建を進めるかという視点ばかりが優先されてきた」と指摘されている。[15]

⑷　今後は医師過剰？

　現在は医師数養成数の増員に舵が切られているが、今度は医師過剰に陥ると懸念する声もある。とはいえ、2018年時点では、医師養成数（人口10万人当たり医学部卒業生）は日本では6.7人でOECD加盟国の中でもっとも低い。[16] また、仮に医師過剰になったとしても、患者にとっては、アクセスがしやすくなり、選択権が増加することを意味する。医師にとっても、医療内容の充実、質の向上など、良い面も期待できる。医師過剰の問題を過剰に心配することはないようにも思われる。

　ただし、医師数が多くなったからといって、偏在の問題が解決しなければ、過疎地域や救急科の医師を充実させることはできない。医師不足と医師偏在の問題は車の両輪である。

　医師数の確保と偏在の解消は、国民皆保険の理念（万人への良質な医療サービスの提供）を実現するために不可欠であるが、ここでも財政の論理によって足を引っ張られてきたことがわかる。医療の量と質は、現場の医療従事者の努力と負担によって賄われてきたといえるが、今回のコロナ禍で顕在化したように、それももう限界に達しつつある。

----

15 村上正泰『医療崩壊の真犯人』（PHP研究所、2009年）56頁。

16 前田由美子「医療関連データの国際比較──OECD Health Statistics 2018を中心に」日医総研 WP.No.415（2018年）18頁参照。

2 医師の過酷な労働環境

⑴ 医療従事者は労働者か

医療従事者は、人の命を預かる重要な役割を担っている。その崇高な使命から、医師は聖職者に例えられたり、「赤ひげ先生」が引き合いにだされたりするし、看護師であればその献身的な姿は白衣の天使に例えられ、ナイチンゲールが引き合いにだされる。

そのような意識からすれば、医療従事者は自らを労働者とはあまり認識していないかもしれない。しかし、法律上は、自ら病院を経営する開業医は別として、勤務医も、研修医も（最判平17・6・3労働判例893号14頁）、看護師も、みな使用者（雇用主）の指揮監督の下に働く労働者である。

⑵ 過労死ラインで働く医師

医療従事者の労働環境は厳しいものがある。ここでは勤務医をとりあげよう。勤務医は、日勤－当直－日勤の連続30時間超勤務を経験することが珍しくない。「医師の勤務実態及び働き方の意向等に関する調査」（厚労省医政局2017年4月6日発表）によれば、勤務時間につき週60時間以上が男性41％、女性28％であるという（なお、当直オンコールの待機時間は勤務時間に含んでいない）。

脳・心臓疾患に関する行政の労災認定基準によれば、発症前1カ月前におおむね100時間または発症前2カ月間ないし6カ月にわたって、1カ月当たりおおむね80時間を超える時間外労働が認められる場合は業務と発症との関連が強いと評価され、原則として業務上の労災だと認定される。

週60時間の勤務時間は1カ月に換算すると80時間超の時間外勤務に相当する。ということは、なんと勤務医の多くが過労死ラインを超えた長時間勤務で就業していることになる。月8回の当直などで過労自殺した、ある小児科の勤務医は、亡くなる数カ月前に「病院に殺さ

れる」と家族に漏らしていたという。[17]

　また、賃金不払いの問題も起きている。文科省高等教育局「大学病院で診療に従事する教員等以外の医師・歯科医師に対する処遇に関する調査結果」(2019年6月28日) によると、大学病院で診療をしていながら適切に給与が支払われていない医師、歯科医師が全国50病院に2,191人いることが明らかになった。また、定額残業代をめぐる訴訟なども起きている (最判平29・7・7労働判例1167号49頁)。

　2018年には複数の大学の医学部入試で女性に対して不利益な得点調整をしていたことが明らかになったが、大学を卒業して就職後も女性医師には今も「ガラスの天井」(組織内の昇進を阻む見えない障壁) があるといわれている。[18]

　過酷な労働環境が医師の集中力を低下させるとすれば、医療事故・医療過誤の危険に直結する。患者にとっても医師の労働環境改善は重要な問題である。

3　労働法による保護も不十分

(1)　労働基準法

　近年はブラック企業という言葉が人口に膾炙したが、企業が利益を追求する場合、どうしても労働者を安い賃金で長時間働かせようとするし、最初にコストカットの対象となるのは往々にして人件費である。それゆえ、お金のために人間が犠牲になるような事態を防止するための法規制が必要であり、それが労働基準法である。労働基準法とは、労働者が人間らしい生活を営むために必要な最低限の労働条件を定めた法律である。

----

17 中原のり子「医師の働き方改革は医療者も患者も幸せになれるか」労働法律旬報1936号 (2019年) 19頁以下参照。
18 上家和子＝北村節子「女性医師の働き方の現状と課題」日医総研 WP.No.425 (2019年) 18頁以下参照。

ここでは労働時間についてみていこう。労働基準法の第32条では、1日8時間、1週間について40時間を超えて労働させてはならない、と法定労働時間を規定している。ただし、労使間（労働者と使用者の間）で三六協定（労働基準法36条に定めがあることから、サブロク協定と呼ばれる）を締結すれば、時間外労働や休日労働をさせることも認められている。三六協定には厚生労働大臣の告示で上限基準が定められていたが、特別条項付きの三六協定を締結すればその基準を超過することも許されており、実質的に青天井であった。ある国立病院では、看護師の過労死事件を契機に弁護士が情報公開請求をしたところ、三六協定の特別条項による時間外労働の限度は月300時間、年間2070時間という常軌を逸した内容であったという。[19]

　そのようななか、2018年に成立した「働き方改革関連法」の一環として労働基準法が改正され、三六協定による時間外労働に罰則付きで上限が設けられることとなった。ただし、自動車運転業、建設事業とともに医師には5年間の猶予期間が設けられ、しかも、5年後の上限時間については今後検討すると結論が先延ばしにされた。

⑵　進まない医師の働き方改革

　その後、医師の時間外労働時間に関しては、2019年3月29日に厚労省「医師の働き方改革に関する検討会報告書」において提言がなされた。まず同報告書では、医師の診療義務の特殊性として、医師法19条の応召義務のほか、①公共性、②不確実性、③高度の専門性、④技術革新と水準向上、の4つがあげられている。

　そのうえで、医師の勤務形態に応じて3つの水準が示された。A水準は、通常の診療従事勤務医を対象とするもので、特別条項付き三六協定で月100時間、年960時間を上限とする。B水準は、地域

---

19 松丸正「勤務医の長時間勤務を是正し、過労死等を防止するための課題」季刊労働法 261 号（2018 年）12 頁以下参照。

医療確保暫定特例水準であり、三次救急医療機関、一定の二次救急医療機関の勤務医を対象とするもので、月100時間、年1,860時間を上限とする。医師不足の解消には時間がかかるため、B水準の解消は2035年度末を目標とするとされた。C水準は、集中的技能向上水準であり、初期研修医などを対象とするもので、2034年にB水準に到達するのが目標としている。

　この報告書の内容には次のような厳しい評価が向けられている。[20]

　まず、応召義務の性質を正しく理解する必要があると指摘されている。医師法19条は「診療に従事する医師は、診察治療の求があった場合には、正当な事由がなければ、これを拒んではならない」と応召義務を規定している。これが国に対する公法上の義務なのか患者に対する私法上の義務なのかについては争いがあるが、いずれにせよ、病院の勤務医に対する指揮命令とは無関係のものである。長時間勤務による過労から医療ミスの危険があるような状態は、診療を拒否する「正当な事由」に該当するはずであり、応召義務があるから長時間労働しなければならないという理解は間違いである。[21]

　3つの水準についても妥当とは言いがたい。たとえば、B水準の年1,860時間（月155時間）という数字は、年間この程度の時間外労働をする医師がいる病院が平均で27%、大学病院で88%というデータが参照にされているようである。これでは長時間労働の現状を追認するだけであり、およそ長時間労働の法的「規制」の名に値しないと指摘されている。

　報告書中で引き続き検討すべき事項とされたものについては、2019年7月5日より、「医師の働き方改革の推進に関する検討会」が

----

20 大橋將「医師の労働時間」労働法律旬報 1936 号（2019 年）7 頁以下参照。
21 この問題については、厚労省の発出した通知「応招義務をはじめとした診察治療の求めに対する適切な対応の在り方等について」（令和元年 12 月 25 日）も参照。

発足するなど、今後の動向が注目される。

⑶　医師は忙しくて当然？

　近年声高に叫ばれる「働き方改革」だが、医師については労働時間の短縮がきわめて難しい課題であるように見える。医師という職業柄、長時間労働は仕方ないのだろうか。

　これまた世界に目を向けるとそうではないようである。たとえば、EUの医師の労働時間の上限は原則、週48時間であるという。[22]これは月の時間外労働にすると33時間程度である。なぜこうも違うのだろうか。

　1つには、前述した医師不足と医師偏在の問題がある。当然のことながら、仕事量全体に対して医師数が少なければ、1人当たりの労働時間は増えざるをえない。

　もう1つには、労働時間規制の法的な見方の違いも関係している。EU労働時間法の基盤には、労働時間に係る基本権を保障しているEU基本権憲章31条2項があり、同項が権利として認められる実質的な理由には、同憲章1条の人間の尊厳の保障に特別に密接な関係があるからだという。[23]

　つまり、EUでは、どのような職業であろうが、人間が人間らしく生活するには労働時間の厳守は不可欠であり、それは国の政策や使用者の裁量で左右できるものではない個人の権利なのだと考えられている。

⑷　聖職者としての医師、人間としての医師

　もっとも、法律で規制さえすれば問題がすべて解決するというわけではない。長時間勤務の要因として、そもそも現場で労働時間が適正

----

22 植山直人「医師の過重労働を合法化する厚労省検討会報告書」労働法律旬報1936 号（2019 年）17 頁参照。
23 井川志郎「EU 労働時間指令 2003/88/EC の適用範囲と柔軟性」日本労働研究雑誌 61 巻 1 号（2019 年）17 頁以下参照。

に把握されていないことも指摘されている。[24] 遵守体制を構築しなければ、規則は絵に描いた餅となってしまう。

　また、使用者である病院側のみならず、労働者である勤務医の側にも、労働者としての意識が薄く、権利主張がなされないままになっている現場が少なくないことも指摘されている。[25] 医師は労働者というよりも聖職者であるという意識、あるいは、診療と研鑽のために忙殺されているという環境ゆえに、労働法について知る時間的余裕がないという状況に陥っている。

　たしかに、医師は命を預かる重要な仕事であり、高度の使命感を要するという意味で、聖職と感じることにも理由があるだろう。しかし、だからこそ、患者のためにもミスのない労働環境で働くべきであるといえるし、医師自身にとっても、他人の命を助けるために自分の命を犠牲にするような働き方は、たとえ本人が望んだとしてもあってはならないはずだ。これは国の政策や労使間の合意の問題ではなく、医師の人権問題であり、医師である以前に人間らしい生活が守られなければならない。

おわりに

　これまで医療費をめぐる問題と医師の労働をめぐる問題を検討してきたが、どちらも財政や経営の論理が優先されがちで、法の精神が貫徹しているとは言いがたい状況にあるといえそうだ。世界的にも誇らしい日本の医療制度は、過酷な労働環境にある医療従事者の自助努力によってもっぱら支えられてきた。しかし、自助・共助をあてにする医療体制の脆弱さは、今回のコロナ禍のような状況で容易に顕在

---

24 松丸・前掲註 19 論文 23 頁参照。
25 松丸・前掲註 19 論文 17 頁、上家＝北村・前掲註 18 論文 9 頁以下参照。

化し、深刻な医療崩壊の危機をもたらしている。

　そうであるとすれば、これからは政策論一辺倒ではなく権利論として医療制度を考えていく必要があるだろう。医療保障・提供体制と医師不足・過重労働の問題は、医師の権利の問題であると同時に、患者の権利の問題でもある。

　ただし、現在の医療法や労働基準法を適切に解釈、運用するだけでは、問題の解決としてはなお不十分であろう。患者や医療従事者の権利規定という点では、現行法にも限界があり、今後は、患者の権利を中核とする医療基本法のような法律の制定なども求められよう。

※本章の執筆にあたり山口大学経済学部の井川志郎准教授（労働法）および田畑雄紀准教授（社会保障論）より貴重なコメントを頂いた。記して謝意を表する。

読書案内

野高明『医師の不足と過剰』(東京大学出版会、2018 年)
　医師不足と偏在の問題について、歴史やデータを積み重ねて説得的に論じている。本章では偏在問題について詳しく触れられなかったが、エビデンスの認められた解決策は、医師が地元出身であること、総合医を養成すること、そして学生時代に地域医療の体験教育をさせることの3つであるといった欧米の研究も紹介されており、参考になる。

島崎謙治『医療政策を問い直す』(筑摩書房、2015 年)
　国民皆保険制度を中心とした日本の医療制度が詳しく描かれている。新書スタイルということもあり、問題のポイントがわかりやすく示されており、読みやすい。もし最近の動向までフォローしたければ、同著者の『日本の医療〔増補改訂版〕』(東京大学出版会、2020 年)もおすすめ。

介護崩壊を防ぐことは医療崩壊を防ぐこと

コロナ禍における介護

　地域の医療機関の病床がひっ迫していると（すなわち地域が「医療崩壊」の状態にあるとき）、COVID-19に感染した介護施設入所者が病院に入院することは難しくなる。札幌市で起きた事態である。

　「Bデイケアセンター」の利用者がCOVID-19を発症し、隣接する介護老人保健施設内で感染が拡大し、最終的に入所者71名、職員21名が感染、17名の入所者が亡くなった。当時、札幌市内で新規陽性者が急増し医療機関の病床が切迫していたことと、入所者の多くが手厚い介護を要するために入院先の医療スタッフの負担が増すことから、入院調整は難航した。患者は、入院先が決まるまでの間、施設内での療養を余儀なくされた[1]。介護老人保健施設に医師は常勤しているが、COVID-19を治療する設備はない。このように、介護施設はChapter.4で見た単科精神科病院と同じ環境にある［→91頁］。感染症の発生は、入所系介護施設や精神科病院など、多数の人々が施設に密集する仕組みに再考を促すものだといえる。

　一方、仮に医療機関の病床に余裕があるとしても、高齢者が在宅での介護を十分に受けることができなくなれば（すなわち「介護崩壊」の状態）、医療を頼りとする人が増え、医療機関にかかる人が増加し、やがて医療崩壊に陥ることが懸念される。

　というのも、要介護高齢者はその多くが基礎疾患を抱えておりCOVID-19の重症化リスクが高いとされるため、サービスの利用に慎重とならざるをえないからである。身体介護に代表されるように介護サービスはいわゆる3密（密閉、密集、密接）で実施され、介護職員は多くの高齢者と接触し、感染を拡大させるリスクが高いとされる。こうしたことから利用者は利用を控えがちになる。また、事業者側の新規利用者の受入れ停止、利用者の限定、サービス提供時間の短縮、必要最低限のサービスに限定するなどの感染防止策と、通所介護事業所におけるクラスター（感染者集団）の発生による自治体からの休業要請等により、経営が悪化する事業所が出ている。

----

1 詳細は、札幌市保健福祉局の検証報告書を参照〈https://www.city.sapporo.jp/gikai/html/documents/05_021007_kennsyou.pdf（最終確認2021年2月19日）〉。

介護サービス事業者への COVID-19 の影響

　厚生労働省の助成を受けて三菱総合研究所が全国の介護サービス事業者等を対象に行ったアンケート調査によれば、通所系と短期入所系サービスの利用が少なくなっている。短期入所（ショートステイ）の事業所あたりの5月の利用者数は、前年同月比-20.0％、通所リハビリ（デイケア）は、-13.9％、通所介護（デイサービス）は、-10.9％であった。また、COVID-19の流行前と比べて収支状況が「悪くなった」と回答した事業所は、5月で47.5％、10月で32.7％を占めている[2]。

　休業や事業を縮小した通所系サービスの代替として期待された訪問系サービスは、以前から抱える人手不足の問題によって、訪問回数を制限せざるをえなかったという。介護サービスの縮小は、高齢者と家族に悪影響を及ぼす。2020年6月9日に公表された一般社団法人・人とまちづくり研究所による調査結果報告書によれば、利用者に、ADLの低下（51.1％）、認知機能の低下（45.8％）、生活満足度の低下（41.1％）が見られたという。

　東京商工リサーチによれば、2020年1月から12月までの「老人福祉・介護事業」倒産は118件に達し（介護保険法が施行された2000年以降で最多件数を更新）、COVID-19の感染拡大で利用控えなどが進み、経営が悪化した新型コロナ関連倒産も7件発生した。「コロナ禍の収束が見通せないなか、2021年も経営基盤の脆い介護事業者の淘汰と休廃業に歯止めがかかる材料は見当たらない」[3]。

　仮に、介護サービス事業者の経営破綻が多発し、地域で必要な介護を受けられないという意味での「介護崩壊」が起きたとする。日常生活がままならなくなった高齢者の健康はむしばまれる。そのとき頼りとなるのは医療である。だが、そうなると、医療に殺到することで受診できないという意味での「医療崩壊」が起きる可能性がある。つまり、介護崩壊は医療崩壊を引き起こしかねない。この視点を持ち、介護崩壊を防止し、高齢者の生活、健康、命を守るための措置を講ずること。サービスの提供と感染防止策を両立させるために、介護サービス事業所に対するマスク、消毒液、

----

[2] 以上、第31回社会保障審議会介護給付費分科会介護事業経営調査委員会参考資料1より。
[3] 東京商工リサーチ2020年「老人福祉・介護事業」の倒産状況（2021年1月8日公開）。

防護服等の安定供給、感染者が発生した場合の減収と利用者の減少に伴う損失補償、施設職員やヘルパーが感染者をケアする場合の特別の介護報酬の設定などが必要である。

　特に、介護現場は深刻な人手不足にある。2020年8月7日に公表された公益財団法人介護労働安定センターによる「令和元年度『介護労働実態調査』の結果」によれば、65.3％の介護サービス事業所が従業員の不足感があると回答している（訪問介護員の不足感は81.2％と最も高い）。従業員が不足している理由として、9割の事業所が「採用が困難である」こと、2割が「離職率が高い（定着率が低い）」と回答している（複数回答）。採用が困難である原因について、「同業他社との人材獲得競争が厳しい」（57.9％）、「他産業に比べて労働条件等が良くない」（52.0％）、「景気が良いため、介護業界へ人材が集まらない」（40.9％）となっている（複数回答）。介護労働者からも労働条件や仕事の悩みとして、「人手が足りない」（55.7％）、「仕事内容のわりに賃金が安い」（39.8％）が挙げられている（複数回答）。

私たちが望む介護とは？

　介護職で組織する労働組合・UAゼンセン日本介護クラフトユニオン（NCCU）が2020年11月19日に報告した「2020年度就業意識実態調査速報版」では、月給で勤める介護職員の昨年の平均年収は359万8000円であった。全産業の昨年の平均年収は463万4900円であるから、介護職員の年収は100万円程度低くなっている。

　2020年5月1日の高齢者に関する政策概要についての国連事務総長メッセージにあるとおり、「より良い回復を目指すためには、より包括的で持続可能で高年齢に友好的な社会（age-friendly societies）を構築するための大志とビジョンが必要」である[4]。この観点から、介護のあり方を検討すべきであろう。

内山真由美

---

4 日本語訳は、鈴木静による「賃金と社会保障」1764号（2020年）33頁に拠った。

Chapter. 6 新型コロナウイルス禍を契機として専門家と国の関係を考える

大薮志保子（久留米大学）

「専門家会議『役割』どこまで　コロナ対策で積極発信　批判も」

　新型コロナウイルス対策の分析・提言を行う有識者による政府の専門家会議（座長＝脇田隆字・国立感染症研究所長）は、人々の意識や行動を変え、感染を抑えるうえで大きな役割を担ってきた。一方、前面に出て積極的に発信したことに「踏み込みすぎ」との批判も出た。会議は自らの組織のあり方の見直し案を検討している。

　政府の対応に危機感　背景

　専門家会議の設置について法的根拠はないが、新型コロナウイルス対策の発信を積極的に続けた。だが、政策を決めるのは政府にもかかわらず、前面に立ったことで「専門家会議が全てを決めている」といった受け止めが出たり、「責任を取ってほしい」といった批判の声が上がったりした。

（朝日新聞 2020 年 6 月 11 日朝刊）

専門家に求められた役割とは何だったのか

　今回の日本の COVID-19 対策において浮彫りとなった問題点の 1 つに、感染症による国家的な危難に際して国民に特定の行動基準や生活様式が要求されたにもかかわらず、政府の科学的な見地からの説明や情報公開が不十分で、国民の間に不信感が募ったことが挙げられる。政府の言うことと、政府の設置した専門家会議の言うことが相反する場面すらあった。たとえば、外出自粛と休業要請で疲弊した

経済を再興させるため政府が目玉として打ち上げた経済政策である
Go to キャンペーンに関してがそうである。COVID-19感染の第三波
が問題となった11月の下旬以降、新型コロナウイルス感染症対策分
科会が提言あるいは分科会会長発言として、ステージ3相当の地域
でのGo toトラベル事業の見直し・一時停止等を政府に再三要請し
たにもかかわらず、政府は移動そのものからは感染の危険は生じない
と、あくまで感染拡大地域の一部での利用自粛の呼びかけにとどめて
Go to キャンペーンを推し進め、全国での一時停止へと急な方向転換
をするのは1日の国内新規感染者数が初めて3,000人を超えた直後
の12月14日であった。

このような状況に国民は戸惑うことになった。政府の政治的判断と
専門家会議の専門的見地からの判断との関係が国民から見て曖昧
であり、政策に対する政府からの科学的見地からの説明は不十分で
ある。政府（の情報公開）への不信、巷にあふれる「専門家」を名乗る
人々のさまざまな警告、不要な恐怖心をあおるようなメディア報道
（Column⑤「コロナ禍におけるマスメディアの報道」参照［→149頁］）が相まっ
て、何を信じたら良いのかわからなくなった人々が、感染は自らの責
任で防止するといった風潮から過度な自衛に向かい、他県から来た
（と思われた）人や自粛要請下で営業中の店などを一方的に非難するよ
うな社会的パニックが発生することになった。

----

1 政府は札幌市、大阪市を目的地とする旅行はすでに事業の対象から外していた
が、その2つの市を出発地とする旅行については、事業の利用を控えるよう自粛
を呼びかけた（11月27日）。しかし、感染が拡大しているが最大の人口を抱えてい
て経済効果の高い東京都発着の旅行については、都知事との協議の末、65歳以上
の高齢者や基礎疾患のある人に対して事業の利用を一時自粛するよう呼びかけ
るのみにとどめた（12月2日）。
2 市民への情報提供について、たとえばアメリカでは、公衆衛生を担当する公的
機関であるCDC（アメリカ疾病予防管理センター）が、調査・研究、技術協力、ワクチ
ン開発等の他に健康についての情報提供も任務としており、COVID-19について
も現時点での科学的知見から有効と考えられる予防対策などを市民向けに発信
している。日本では、感染症研究の中心的役割を果たしている国立感染症研究所

このような政府と専門家組織との関係のあり方には、当の専門家会議自身が苦悩することとなった。COVID-19については、まず2020年1月30日に、閣議決定に基づき政府に新型コロナウイルス感染症政府対策本部が設置され、2月初頭に、厚生労働省が新型コロナウイルス感染症対策アドバイザリーボード（以下、アドバイザリーボード）を設置した。さらに、2月14日には政府対策本部のもとに新型コロナウイルス感染症対策専門家会議（以下、専門家会議）が発足し、その構成員にはアドバイザリーボードのメンバー全員が加わった。専門家会議には、「新型コロナウイルス感染症対策本部の下、新型コロナウイルス感染症の対策について医学的な見地から助言等を行う」ことが求められていた。しかし、アドバイザリーボードも専門家会議も、当初のダイヤモンド・プリンセス号の対応の検討の頃の役割は、政府が提示した案に応答するだけの受動的なものに過ぎなかった。その後ダイヤモンド・プリンセス号船内や社会での感染拡大に強い危機感を抱いた専門家会議が、専門家の果たすべき役割はウイルスや感染症に関する科学的知見を収集分析して政府に助言をするだけでなく、公衆衛生上の観点から感染予防や感染拡大防止に資する対策案も提供することであると考えるにいたり、市民に向けた行動変容の呼びかけなどの発信に「前のめり」になった姿勢が、国の政策を専門家が決めているという誤解を生むことになったと専門家会議は自己総括している[3]。

　重要な判断に際して専門的見地からの検討が行われないこともあった。たとえば、2月27日の首相による唐突な全国の学校の一斉臨時休校の要請に関して、専門家会議が一斉休校について意見をま

は研究、検査、調査、製剤の製造、研修等を任務としており、この分野で市民に対する情報提供やメディア対策の任務を担っている公的な専門機関はない。
3 2020年6月24日発表の新型コロナウイルス感染症対策専門家会議構成員一同「次なる波に備えた専門家助言組織のあり方について」。

とめたことはないのに、4月に開かれた新型コロナウイルス感染症に関する基本的対処方針等諮問委員会への政府提案の中に「5月6日までの間、学校を一斉休業することが望ましいという専門家会議の見解を踏まえ」との文言があったため、メンバーから異議が続出して撤回されるという一幕があった。[4] 3カ月もの長期間に及ぶ（義務教育課程を含めた）一斉休校という、子どもたちの学びや成長を保障し、親から見れば日中子どもたちを安心して預けることのできる場でもある重要な場所を奪う判断が、それを奪うことによってもたらされる悪影響と感染予防の効果とを比較考量するための専門的な見地からの検討も説明[5]もなく、政治的になされたということである。

また、政府が専門家会議の発表しようとする内容に干渉することもあった。たとえば、厚労省と専門家達の間では、すでに2月の段階から無症状の病原体保有者にも一定の感染リスクがあることが認識されていたにも関わらず、パニックを恐れた厚労省は専門家会議の公式見解から無症状病原保有者が感染性を有することについての記述の削除を求めたり、2月10日のアドバイザリーボードの議事要旨を5月まで公開せず、無症状者にも感染力があることをなかなか公式には認めなかったとされる。[6]

ここからは、政府が政策実施にあたって、場当たり的に都合の良い事実のみを切り取ったり、自らの政策にお墨付きを与えるためのお飾りのようにして専門家を利用し、国民に対する科学的な見地からの

---

4 朝日新聞 2020 年 9 月 25 日朝刊。

5 4月7日には、一斉休校に伴う虐待・ネグレクトのリスクの増大や子どもたちのメンタルヘルスへの悪影響に対する懸念から、日本小児科学会・日本子ども虐待医学会・日本子ども虐待防止学会が連名で、子どもが SOS を出しやすい状況を作り出す等の対策の早急な検討の要望書を厚生労働大臣および文部科学大臣宛に提出している。

6 アジア・パシフィック・イニシアティブ『新型コロナ対応民間臨時調査会 調査・検証報告書』（ディスカヴァー・トゥエンティワン、2020 年）417 〜 418 頁。

納得いく説明に背を向けた姿勢が見て取れる。最終的に、この専門家会議は、6月24日の専門家会議の記者会見の最中に、メンバーに知らされないまま新型コロナウイルス対策担当大臣から突如廃止が発表され、7月3日に、新型インフルエンザ等対策有識者会議の下にある分科会のひとつとして新型コロナウイルス感染症対策分科会（以下、分科会）が改めて設置されることとなった。

「日本モデル」と助長される差別

　2020年4月7日、安倍首相は「全国的かつ急速な蔓延による国民生活及び国民経済に甚大な影響を及ぼすおそれがある事態が発生したと判断し、改正新型インフルエンザ等対策特別措置法第32条第1項の規定に基づき、緊急事態宣言を発出」すると宣言した。その上で、「海外で見られるような都市封鎖を行うものではなく、公共交通機関など必要な経済社会サービスは可能な限り維持しながら、密閉、密集、密接の3つの密を防ぐことなどによって、感染拡大を防止していく」との点を強調した。[7]そして5月25日、緊急事態宣言の解除にあたって、安倍首相は「日本ならではのやり方で、『日本モデル』の力を示せた」と評価した。また、6月に国会での答弁の中で、麻生副総理兼財務大臣も「うちの国は国民の民度のレベルが違う」、「要請しただけで国民がみんなそれに賛同して、みんなで頑張った」と称賛した。さらには、西村新型コロナウイルス感染症対策担当相も9月のインタビューの中で、「リベラルなやり方で収束させたのが『日本モデル』」だと振り返っている。[8]

---

7 アジア・パシフィック・イニシアティブ・前掲註6書133頁。
8 アジア・パシフィック・イニシアティブ・前掲註6書433頁「特別インタビュー」。

「日本モデル」とは、民間団体であるアジア・パシフィック・イニシアティブの『新型コロナ対応民間臨時調査会　調査・検証報告書』によると、「法的な強制力を伴う行動制限措置を採らず、クラスター対策による個別症例追跡と罰則を伴わない自粛要請と休業要請を中心とした行動変容策の組み合わせにより、感染拡大の抑止と経済ダメージ限定の両立を目指した日本政府のアプローチ」と定義される。政権の中枢が皆この「日本モデル」を称賛しているが、果たしてこれは本当に称賛すべきやり方だったのだろうか?

　上に述べてきた通り、緊急事態宣言下においても対策は国民の行動の自粛に任され、結果的には感染拡大を防止することができた。しかし、政府のコロナ対策に対する国民の不信感の強さは、世論調査に如実に表れている。日本、アメリカ、イギリス、ドイツ、スウェーデンの各1,000人を対象とした新型コロナウイルスに関する国際世論調査（調査期間：2020年4月27日〜5月1日）によると、過去2週間にわたり、コロナ危機への政府の対応能力に対する信頼感に変化があったか尋ねたところ、日本では実質52％の信頼感の低下（「信頼感が高まった」6％、「信頼感が低下した」58％）となった。これは、実質14％および3％高まったドイツとスウェーデンとは対照的な結果であり、信頼感が低下したイギリスとアメリカでも、低下したと回答した人は実質3％および12％にとどまっている。さらに、上記5カ国にフランスを加えた6カ国の各1,000人を対象とした国際世論調査（調査期間：2020年11月20日〜12月1日）によると、日本はドイツ、韓国とともにコロナ危機対応において世界ベスト3の評価を受けているが、日本に対する国民自身による評価は16カ国中10位にとどまっており、自国に批判的で悲観的な見方をしていることがわかる。世界的に見ると被害は小さくおさめ

---

9 アジア・パシフィック・イニシアティブ・前掲註6書26頁。
10 Kekst CNC〈https://www.kekstcnc.com/（最終確認2020年12月25日）〉。

られたにもかかわらず、政府への不信感が非常に強いのが日本の特徴なのである。[11]

　ヨーロッパ諸国のようなロックダウンもないが政府による迅速で十分な手当の支給もない日本では、政府による自粛の要請に国民が応える形で緊急事態宣言期間を乗り越えたが、そこに生まれたのは「自粛警察」といった「世間の目」による過度の相互監視社会であった。[12]自粛といういわば自己責任での感染防止となるためか、日本は他国に比べ、感染者を責める意識が強いとされる。大阪大教授の研究グループが3、4月に日米英中伊の5カ国の約2,000人に行った市民調査で、「感染した人は自業自得か?」という質問に「そう思う」と答えた人は、欧米3カ国で1～2.5%、中国4.8%に対し、日本では11.5%と、断トツで1位となった。さらに、「『感染を避けたい』という考えが強い人は、外国人に対する排斥的な感情も強い」傾向が見られるという。[13]パンデミック等の災厄に対する社会的動揺が人々の中の差別意識に拍車をかける例は歴史的にも見られることである。[14]

　過度な相互監視や感染者を責める風潮が、自衛のために感染を隠すという行動を結果的に生み出すのは当然の結論といえるだろう。朝日新聞社の世論調査によると、「感染したら、健康不安より近所や

---

11 12月12日に毎日新聞と社会調査研究センターが実施した全国世論調査においても、菅政権の新型コロナウイルス対策について「評価する」は14%、「評価しない」は62%となっている。社会調査研究センター〈https://ssrc.jp/blog_articles/20201212.html（最終確認2020年12月25日）〉。

12 佐藤直樹は、「自粛警察」は世間の同調圧力と相互監視の一つのかたちであり、日本では世間のルールに反したものに対し、法的根拠もなく権利や人権も無視されて、世間が事実上の処罰を行っている、と論じている。佐藤直樹「欧米にない『世間の目』の圧」朝日新聞デジタル2020年7月12日。

13 三浦麻子「不安で攻撃する心理　自覚を」朝日新聞2020年10月9日耕論「新型コロナ　感染者を責める私たち」。津田大介「感情は湧く でも闘える」朝日新聞2020年7月30日論壇時評「加速する差別」。

14 中世ヨーロッパでのペストの流行時にユダヤ人大虐殺がおこったことが指摘される。村上陽一郎『ペスト大流行』(岩波書店、1983年)139頁以下。関東大震災時の朝鮮人大虐殺も同様の例といえよう。

職場など世間の目の方が心配」という気持ちに、「とても」と「やや」を合わせて67%が「あてはまる」と答えている。「あまり」と「全く」を合わせた「あてはまらない」は32%であった[15]。分科会も、11月20日の政府への提言の中で、「感染の可能性を自覚しながらも、何らかの理由で検査を受けない事例が増え始めている。結果として、家族などへの2次感染に至る事例が見られる」と言及しているが、差別や排除を恐れ、PCR検査を拒否する事例が相次いでいることが指摘されている[16]。発覚した際の不利益を恐れた検査拒否によりコロナ感染が潜行していけば、クラスター対策による個別症例追跡を柱としている日本のコロナ対策は破綻することになる。さらに12月には、看護管理学会から、ナースに対する差別をやめるよう社会に訴える悲痛な声明が発表された[17]。感染者に対する差別や排除の風潮は、医療提供者側をも苛んで医療提供体制の崩壊の危険を招き、その不利益は結局私たち自身に返ってくるのである。政権中枢が称賛した「日本モデル」は、科学的根拠に基づく説明責任を果たし、過ちは検証し差別払拭の取組みを行う政府と、人権教育を受けた市民を前提とすれば、理想的方法となりえたかもしれない。しかし、政府の政策決定過程の不透明さと科学的な見地からの納得いく説明の欠如、国民の行政に対する不信の中で、結局は日本のリベラルな面ではなく、私たち自身の中にある差別や排除の意識が加速しているという日本社会の前近代的な面を露呈するものとなったのではないだろうか。

---

15 朝日新聞 2021 年 1 月 10 日。

16 「相次ぐコロナ検査拒否 症状自覚も差別・失職恐れ…… 『見えない感染源か』」産経新聞 2020 年 11 月 27 日。

17 日本看護管理学会「日本看護管理学会より国民の皆さまへ ナースはコロナウイルス感染患者の最後の砦です」2020 年 12 月 10 日。

政策決定過程の透明性の確保と検証の必要性

　社会が大きな困難に直面し、とるべき方策について判断を迫られた際、判断材料としてこれまでの歴史の経験に学んでその教訓を活かすことが、同じ失敗を繰り返さず、より良い対策につなげるために重要かつ必要である。そうすることで、過ちにより惹き起こしてしまった重大な侵害結果を、次に生じうる被害を防止したり最小限に食い止めるために活かすことができる。私たちは過去の過ちから学ぼうとしているだろうか？

　外国の例であるが、アメリカで、豚インフルエンザをめぐって公衆衛生行政における一大事件が1976年におきた。フォード政権下で、接戦が予想された大統領選の直前に、豚インフルエンザのパンデミックを見越した国家事業として急遽決定された全国民を対象とする大規模予防接種事業が、ワクチンの予想外の副作用を含むさまざまなトラブルを惹き起こしてしまったのである。選挙後の政権交代でカーター新政権により事業は中止され、その検証が委託され、行政内部の意思決定の過程を詳細に検証した報告書（1978年）を基に、将来への教訓として生かすため、誰もが手に取って読める一般向け書物が出版されている。この本には、行政の各機関（大統領府、公衆衛生局、予算局、司法省など）、連邦議会、専門家、報道メディア、民間のワクチンメーカーや保険協会、国民の反応など、利害関係を有する各存在がいつの時点でどのような意思決定を行い、どのような反応があったのかが詳細にまとめられており、公衆衛生や公共政策、ジャーナリズムや法律、経営などの高等教育において、思考させるための教材としての利用が想定されている。[18]

---

18 リチャード・E・ニュースタット、ハーヴェイ・V・ファインバーグ（西村秀一訳・解説）『豚インフルエンザ事件と政策決断』（時事通信出版局、2009年）、特に第15章「教訓の使いみち——授業の題材として」参照。

この検証で指摘されたのは、動き出した国家的事業を途中で再検討するメカニズムがなかったこと。そして、専門家とされる人たちの思込みが確信にまでいたったものを、健全な常識をもって精査できる能力がある人が政府内にいなかったこと、という政策判断の枠組みや人材の問題である。さらに、この検証報告書の意義について訳者である西村は、日本では政策決定過程の不透明さや判断の責任の所在の曖昧さがこれまで何度となく指摘されてきており、「人は過ちを犯すこともあるということを前提に過ちを素直に認め、同じように繰り返さないために、積極的にその原因を明らかにしていくような行政風土の育成が日本社会に望まれそのための行政の努力とそれを促す国民の監視が必要とされている。そしてそれには、結果的にどのような決定がなされようと、その決定までのプロセスを明快な記録として残すことが必須である。プロセスの明確化は、まずは行政に対する国民の納得と協力のために、そしてその保存は、教訓の源として将来にわたる国民の財産として大切にしなければならない」と述べるが、まさにその通りであろう[19][20]。

　しかし、今回のCOVID-19対応における、国の情報公開、文書保存の姿勢はいかがだろうか。また、専門家は独断に走りすぎないよう、国民の声を聴いたのだろうか。情報公開に関しては、2020年3月10日に政府は、新型コロナウイルス感染症にかかる事態を「行政文書の管理に関するガイドライン」に基づく「歴史的緊急事態」に指定し、公文書の管理の徹底を決定した。しかし、専門家会議につい

----

19 リチャード・E・ニュースタット、ハーヴェイ・V・ファインバーグ（西村秀一訳・解説）・前掲註 18 書 428 頁「訳者あとがき」。
20 日本において初めて、誤った医療政策について行政・医療や司法などの専門家・患者・メディアの反応など多角的見地からその政策決定・遂行過程の問題を検証したものとして、ハンセン病問題検証会議『最終報告書』(2005 年) がある。その成果を、被害回復および医療被害の再発防止のために市民で共有し、活かそうとする試みとして、内田博文『ハンセン病検証会議の記録』(明石書店、2006 年)。

て現時点で公表されているのは、発言者を特定せず、細かなやり取りもわからない議事概要のみである。議事録の作成・公開を求める声に対し、加藤厚労相は参院厚労委員会で「構成員の専門家に自由かつ率直にご意見をいただくため、専門家会合については発言者が特定されない形の議事概要を作成するという方針」を答弁している。[21]

さらには、新型コロナの専門家会議の決定についても、実際には官邸での連絡会議や、全閣僚で構成される新型コロナウイルス感染症対策本部で審議されるのに、その判断の全プロセスについて議事録が保存されていない。これでは、「ことの全貌を理解することにはならない。他で重要な決定がなされたことが忘れられ、あたかも議事が公開された会議でのみ全ての決定がなされたかのような錯覚へと世論を導く可能性が高いからである。仮に政策の失敗が明らかになった場合、公開に応じた専門家会議だけに責任が降りかかる恐れすらある」[22]との指摘がある。また、専門家が独断に走りすぎないよう、国民の声を聴いたのかについては、専門家会議自身がCOVID-19対応を振り返った自己総括の中で、反省を踏まえた今後の課題として「感染症対策においては、研究を迅速に進めるとともに、感染拡大防止に向けた公衆衛生上の対策を実践する必要があり、事態の推移につれ、それぞれの時点で最新の知見や感染状況を反映した対策を提案するにあたって、広く人々の声を聴き、市民の暮らしに与える影響や被害にまで心を砕いたコミュニケーションを実施しなければならない」として、一方向的な広報とは大きく異なる共創的なリスクコミュニケーションの必要性を挙げているところである。[23]なお、政府による

---

21 アジア・パシフィック・イニシアティブ・前掲註 6 書 328 頁。

22 牧原出「専門家会議巡る報道、見えない政権内部の議論」47NEWS 2020 年 6 月 9 日。

23 前掲註 3 提言。

COVID-19対応の検証は、今のところまだない（2021年2月20日現在）。

医療政策に基づく人権侵害と「善意」で侵害に加担する専門家

　医療は、人々が安心して生活を送るために必要不可欠な技術である。ところが、私たちの社会が経験してきたハンセン病や優生保護法の歴史を見ると明らかなように、医療は私たちを守るどころか権利を侵害することがあることに、私たちはもっと自覚的であらねばならない。ハンセン病者の強制隔離や優生保護法に基づく特定の病者や障害者に対する強制不妊手術など、誤った医療政策は取り返しのつかない甚大な人権侵害を惹き起こしてきた。そしてこれらの問題は、行政側からの検証によってではなく、被害を受けた人たちからの違憲国賠訴訟などの動きを通じてようやく広く認識されるに至ったのである。

　2001年の熊本地裁でのらい予防法違憲判決のあと設置されたハンセン病問題検証会議では、ハンセン病強制隔離政策に果たした医学・医療界の役割と責任についても検証し、「わが国のハンセン病医学は、独善と非科学性に満ちており、論理に一貫性を欠き、絶対隔離政策のためには、患者・家族に背を向けて、その場限りの論理を平然と持ち出して恥じない行政の道具に成り下がっていた。こうした中で専門家が犯した過ちは、日本の社会に古くから存在していたハンセン病に対する偏見や差別意識を、近代医学の進歩によってもたらされる科学的知識によって解消するのではなく、医学的に誤ったハンセン病観を普及することによって拡大再生産し、取り返しのつかない悲

---

24 新型インフルエンザ流行後の2010年に厚生労働省がまとめた感染症対策に関する報告書にはさまざまな課題が提言されていたが、事実上放置され、ほとんど活かされていない。「PCR検査強化、保健所増員……10年前に提言されていたのに……新型コロナに生かされず」東京新聞 TOKYO web2020年6月21日。

劇を招いたことである」と総括している[25]。

優生保護法についていえば、1996年に母体保護法へと法改正されたが、2016年に相模原の障害者施設で殺傷事件が起きるなど、いまだ優生思想は社会に根強く残っている。この問題でもやはり、強制不妊手術という人権侵害的政策の実施に当たり、「公益」に対する職務として、あるいは優生学上「不良」とされる人や病者に対する善意の「救済」として、専門家である医師や社会運動家が侵害に加担した面が指摘されている[26]。さらには、誤った政策をとっていた国には社会に残る差別を解消するための責任があるはずだが、行政側からのこの優生政策の過ちに対する検証や、法律として国民に発していた誤ったメッセージの是正の取組みは、行われていない[27]。

国家から独立した医師像と専門家自治

医療は誰を守るためにあるのか。そう問えば、当然私たちを健康に対する危難や不安から救ってくれるためにある、とほとんどの人は答えるだろう。ところが、上に見てきたように、医療が必ずしも当然に私たちを守るわけではなく、国策や「公益」に資して、人権侵害に加担してしまうこともあったのである。医療が、国策ではなく患者の権利を、私たち一人ひとりを守るものとなり、起こりうる権利侵害に歯止めをかけられる構造を作るには、どのような基盤が必要であろうか。そこに医師は専門家としてどのように関与すべきなのであろうか[28]。

----

25 ハンセン病問題検証会議・前掲註20書298頁。

26 藤野豊『強制不妊と優生保護法』(岩波書店、2020年) など。

27 「国がこの問題に誠実に対応していく立場にあることを深く自覚し」て、2019年4月24日に「旧優生保護法に基づく優生手術等を受けた者に対する一時金の支給等に関する法律」が制定された。

28 この問題を指摘するものとして、内田博文「医療法におけるパラダイムの転換——国策に奉仕する医療から国民の命を守る医療へ (2009年10月31日)」〈https://

医師と国は、患者の権利をめぐって緊張関係に立つことがある。上に見てきたハンセン病問題や優生保護法問題では、法律の内容自体が違憲であったのであり、法や行政の指示に無自覚に従うこと自体[29]が患者の権利を侵害することに、専門家である医師は気づき、患者の権利を守ることが求められていた。1981年の世界医師会の「患者の権利に関するリスボン宣言」は、その序文の中で、「医師および医療従事者、または医療組織は、この（患者の）権利を認識し、擁護していくうえで共同の責任を担っている。法律、政府の措置、あるいは他のいかなる行政や慣例であろうとも、患者の権利を否定する場合には、医師はこの権利を保障ないし回復させる適切な手段を講じるべきである」と謳っている。また、1980年のアメリカ医師会医療倫理基本原則の医師会見解の冒頭には、「医師は、法が正義に反すると信ずるときは、法を変革すべく努力しなければならない。正義に反する法が存在するような例外的な場面では、倫理的責任を法的義務に優先させなければならない」とあり、法的義務を果たせば医師としての倫理的責任を果たしたということにはならないとされる。[30]

　リスボン宣言が描くのは、時に国と対峙してでも患者の権利を保障する医師像である。それは、刑事裁判において国（検察官）と対峙して被告人の権利を保障する弁護士と同様の、国家権力による不当な権利侵害から市民を守り、市民の側に立つ専門家の姿である。しかし、日本の現状においてそれを期待することはできない。国から独立した立場を保障するための専門家自治が、弁護士会には認められているが、医師会には認められていないからである。国と対峙してでも患者

----

sites.google.com/site/kenri25/shinpo-tepu-okoshi--2（最終確認 2021 年 1 月 18 日）〉。
29 らい予防法違憲判決（熊本地判平 13・5・11）。ただし、旧優生保護法の違憲判決（札幌地判令 3・1・15 など）については、まだ確定はしていない。
30 土屋裕子「医師の職業倫理」樋口範雄・土屋裕子編『生命倫理と法』（弘文堂、2005 年）。

を守るためには、専門家としての国からの独立性と、社会からの信任に値するような高い職業倫理に基づく自律性が必要である。しかし現状では、①厚生労働大臣が医師に対する懲戒権をもっており医師会に自治がない[31]、②懲戒のための審議が非常に形骸化していて、医療の適正化に資していない、③医師会の中で自浄努力が足りず、専門家としての厳しい職業倫理で律されていない[32]、という問題点が指摘できる。

　医師が患者の権利擁護者たりうるためには、国からの医師の独立性を担保する必要性があり、そのためには医師に対する懲戒制度のあり方を検討・整備して医師の専門家自治を擁立するとともに、医師の職業倫理が専門家としての信任に足るものになっているか見直す必要がある[33]。これについては、患者の権利を保障する医療基本法の制定を見据えて、医師の側からも専門家としての職業倫理を確立しようとする動きも出てきている。日本医師会の『「医療基本法」の制定に向けた具体的提言（最終報告）』（平成26年3月）は、「医療は患者本位に行われるべきことは言うまでもないが、これを支える重要な前提が、医療従事者とりわけ医師が古典的なプロフェッションとしての自律を確立していることとそれによる社会からの信頼を得ていることにあるといえる。すなわち、医師およびその職能集団は常に自らの行動を戒め、潔白であることが求められ、それゆえに患者・国民から信頼を受け、

---

31 主要11国の医師会調査の中で、日本のように多数の医師を免許付与から懲戒処分までひとつの中央官庁が管理・監督している国は極めて例外で、また懲戒処分の人口比が日本のように極端に低く、しかも処分理由が刑事判決・行政処分に偏った国は他にないとされる。畔柳達雄「弁護士の懲戒制度（医師との比較）」日本医師会『医の倫理』日本医師会雑誌付録（2002年）36頁以下。
32 森岡恭彦「医の倫理、特に職業倫理の実践」日本医師会・同上書3頁は、「世界の先進国に比べると医業の倫理に関する懲罰、処分は比較的甘いと言わざるを得ない」、と述べている。
33 内田・前掲註20書520頁は、「専門家に相応しい独立性と自律性が保障されているのが専門家だとすれば、日本の医師は専門家に該当しない」と指摘する。

また患者・国民の権利の擁護者たり得るのである」(8頁)。「したがって、医師及び医療従事者は、常に自らの良心に従って、又常に病める人の最善の利益に従って行動すべきであると同時に、病める人の自立性と正義を保証するために努力を払わなければならない。また、医師、医療従事者およびそれらの職能団体の役割として、患者が有する権利を認識し擁護していく共同の責任を負うことをここで再確認しておくべきである」(12頁)、との姿勢を打ち出している。そして、その「医療基本法（仮称）案」の中で、第6条で患者の権利を擁護する医療提供者の責務、第16条で医師の研鑽義務を謳っている。[34]

国策に奉仕する医療から一人ひとりを守る医療へ

国、専門家、国民のCOVID-19をめぐる騒動や、医療政策が引き起こした過ちの歴史を上に見てきたが、患者を含めた国民や医療の専門家である医療従事者が、国の医療政策の一方的な客体や末端実施者となるのではなく、患者（国民）が国や医療従事者に、医療従事者が国や患者（国民）に、お互いに忌憚なく物申せる立場を保障することで、悲劇の繰返しを防ぎ、または少なくとも被害を最小限にとどめることができるのではないだろうか。現在の日本では医療従事者は国の一方的な監督指揮下にある。しかし、万一国の医療政策に基づく人権侵害が起こった場合、医療従事者が専門家として患者を守り、もしくは患者とともに立ち向かえるように、医療従事者の国に対する独立性（専門家自治）を保障することは患者の権利保障にとっても有

---

34 日本医師会「医療基本法（仮称）案」第6条（医療提供者の責務）2項「医療提供者並びにこれらの者が構成する専門職能団体は、患者、国民の権利、利益を擁護するために、国、地方公共団体等に対して必要な提言および活動をおこなうものとする」。第16条（研鑽義務）「医療提供者は、常に最新の医学・医療に関する知識と技能を習得するよう研鑽するとともに、自らの職業の尊厳と責任を自覚して、教養を深め、人格の陶冶に努めなくてはならない」。

益であり、むしろ切り離せないといえよう。医療が私たち一人ひとりを守るものとなり、決して国家による社会防衛の手段とならないためには、患者の権利を保障し、専門家としての医療従事者の独立性と高い職業倫理確立のための基盤を整備した上で、国、医療従事者、患者（国民）の3面構造の中で、憲法25条に基づく国の医療提供の責務と、医療従事者および患者がもつ権利と役割の関係を捉えなおす必要がある（医療の3面関係については、Chapter.3参照のこと［→65頁］）。そして、医療政策の決定過程や、問題が起こった場合の事後的な検証に、専門家としての医療従事者のみならず、患者・国民の参加も求められる以上、専門家である医療従事者の教育課程に医療政策が引き起こしてきた人権問題について学ぶ機会が組み込まれるべきであるのみならず、私たち自身も自分の中に潜む差別意識や優生思想に気づき、それを払拭することができるように、医療における人権を学ばなければならないことはいうまでもない。

読書案内

原田正純『豊かさと棄民たち』（岩波書店、2007 年）

　深刻な公害病の象徴である水俣病研究の第一人者である医師が、公害と差別の構造的な問題に気づき、水俣病学を医学の症候学という狭い枠に閉じ込めるのではなく、社会や行政のありよう、専門家の役割や学問のありようといった、社会の側にある病理を学び、未来に活かすための学問として捉えなおすことを主張している。真の専門家とは、権威を守るのではなく、現場の声を真摯に取り上げ、科学的な体系として実証し構成していける者である、との指摘は重い。

藤野豊『強制不妊と優生保護法』（岩波書店、2020 年）

　「公益上必要」との理由から特定の病者や障害者に強制不妊治療を認めていた優生保護法について、その背後にある思想や制定過程での議論が簡潔にまとめられている。それによって侵害されることになる当事者は不在のまま、「公益」の観点から国会での議論が進められ、「人格者」である社会運動家や専門家である医師がそこに加担している構図がよくわかる。

コロナ禍におけるマスメディアの報道

コロナ禍における報道被害

　コロナ禍では連日、マスメディアを通じて、COVID-19に関する報道がなされた。わたしたちは、報道によってCOVID-19に関する多くの情報に接することになったが、果たしてマスメディアの報道のあり方は適切なものだっただろうか。

　たとえば、院内で感染者が確認されたS病院では、行政の指導もあり、ホームページにコロナ感染の情報をアップするや否や、報道機関より取材の電話が鳴り続けた。連日のように報道が続き、あたかも「病院全体・勤務する職員全員が新型コロナウイルスに感染しているかのようなイメージ」が作られたとされる。S病院とは関係ないCOVID-19関連の記事に、S病院の外観画像が使用されるなど、「感染病院」のイメージが構築された。関連病院から非常勤医師の派遣を停止され、発症者のいない他の病棟の閉鎖、外来の全面停止、検査・手術の延期など、医療機関としての多くの機能を喪失した。限られた常勤医師でCOVID-19の重症患者を含め、すべての患者を対応することになった。クリーニング業者が院内への立入を拒否したため、その業務すべてを、病院職員が代行せざるをえなくなった。感染していない患者ですら、S病院に入院しているという理由で転院や施設入所も拒否された。このような感染症対策とは逆行する事例が寄せられている。

　報道をきっかけとした差別・偏見は職員の家族にも及んだ。子どもの預け先から登園拒否され、通常と異なる生活スタイルを余儀なくされた。職員の父親が、勤務先から自宅待機を命じられ、その間の給与は一銭も支給しないと言われた。職員の子どもが、バイト先から出勤停止を強いられ、肩身の狭い思いをした。このような科学的な感染症対策とは無関係の事例がそれである。[1]

---

1 新型インフルエンザ等対策有識者会議「偏見・差別とプライバシーに関するワーキンググループ」の第3回資料など参照〈https://www.cas.go.jp/jp/seisaku/ful/yusikisyakaigi.html（最終確認 2020 年 12 月 27 日）〉。

「平時」と「非常時」のマスメディアの報道

　COVID-19は、二類感染症相当の「指定感染症」とされたが、COVID-19患者の情報公表は、一類感染症患者の情報公表についての国の基本方針に則って行われた。[2] 国の基本指針にしたがって、自治体等がそれぞれの具体的な方針に沿って感染者の情報を公表することになったが、国の公表基準では「公表しない情報」とされている①国籍、②基礎疾患、③職業、④居住している市区町村が自主的・自発的に公表される事態も生じた。公表された情報をもとにした「患者探し」も横行し、その過程で誤った情報が流布される事態も生じた。

　コロナ禍におけるマスメディアの報道では、保健所の業務状況に左右される不安定な「感染者数」が、専門的な評価を介在することなく、連日、大々的に報道された。スポーツ選手や芸能関係者等が「感染したこと」がニュースとして報道された。報道では、社会的スティグマを生むとされる「COVID-19を伝染させる」、「他の人に感染させる」、「ウイルスを拡散する」[3] などという言葉が安易に用いられた。ハンセン病強制隔離政策でみられた「無らい県運動」のように、国・自治体の施策に呼応して、患者の「あぶりだし」のために市民が暴走するという側面もみられた。感染するのは自業自得という「自己責任論」も後押しした。感染が判明した個人や感染者が判明した組織が社会に対して謝罪するという奇妙な事象も散見された。差別・偏見を恐れて、検査を拒み、感染者であることを隠すという事例も伝えられている。

　このような感染症対策と逆行する、また感染症対策からみれば無意味な事例を引き起こした、コロナ禍におけるマスメディアの報道は、一体、誰のための報道だったのだろうか。仮に、コロナ禍におけるマスメディアの報道も、「平時」の問題が「非常時」により一層明確な形で顕在化したとすれば、その問題を含めて、今後の検証が待たれている。

----

2 厚生労働省健康局結核感染症課「一類感染症が国内で発生した場合における情報の公表に係る基本方針（事務連絡、令和2年2月27日）」、厚生労働省新型コロナウイルス感染症対策推進本部「新型コロナウイルス感染症が発生した場合における情報の公表について（補足）（事務連絡、令和2年7月28日）」参照。
3 国際赤十字、ユニセフ、WHO合同「COVID-19に関する社会的スティグマの防止と対応のガイド（2020年2月24日改定版）」参照〈https://www.unicef.or.jp/news/2020/0096.html（最終確認2020年12月27日）〉。

コロナ禍におけるマスメディアの役割

　甚大な差別・偏見の被害をもたらしたハンセン病強制隔離政策がわたしたちに突きつけたのは、社会は何のためにあるのかということである。社会は傷ついていたり、病気を抱えたり、貧困にあえいだり、生きる意欲をなくしたり、四肢をもがれたりした人たちのためにあるとすれば、COVID-19患者の方もわたしたちの社会の大切な仲間であり、その人びとのための社会こそ、わたしたちのあるべき姿といえる。わたしたちの社会が連帯を深めるうえで、マスメディアが果たす責任は大きなものがある。

　感染症には、①病気としての感染症、②不安・恐れを生み出す「心理的感染症」、③嫌悪・偏見・差別を生み出す「社会的感染症」が観念しうるとされる。[4]「社会的感染症」を制御し、「心理的感染症」を抑制し、「一番の被害者」であるCOVID-19患者が安心して治療をおこなうための、マスメディアの報道のあり方が求められている。[5]

大場史朗

---

4 ハンセン病をどう教えるか編集委員会編『ハンセン病をどう教えるか』(解放出版社、2003年) 136頁など参照。
5 日本赤十字社「新型コロナウイルス感染症 (COVID-19) に対応する職員のためのサポートガイド」(2020年3月25日)。

Chapter.7 医師（医療従事者）の養成システムを見つめ直す

森尾 亮（久留米大学）

「初のコロナ専門」退職続出　突然の指定、専門外医師ら　大阪・十三市民病院

　新型コロナウイルス感染者の急増で、各地で医療体制が逼迫（ひっぱく）している。全国初のコロナ専門病院となった大阪市立十三（じゅうそう）市民病院（同市淀川区）では、医師や看護師の相次ぐ退職でコロナ患者を計画通り受け入れられず、他の市立病院などから医師や看護師の応援派遣を受けて急場をしのぐことになった。ただ人手不足は常態化し、現場からは「さらに職員が減ればもたない」とコロナ専門病院の返上を求める声も上がる。……6月ごろから、医師や看護師らが次々と辞めていった。10月までに医師4人、看護師14人を含む25人ほどの職員が病院を離れ、全職員の7％を占めた。本来の専門分野の患者を診られなくなった医師や分娩（ぶんべん）に立ち会えなくなった産科の看護師らがいた。病院では、離職を防ごうと、7月から産科以外の外来を再開したが、利用者はコロナ禍前の半分程度にとどまる。また、コロナに感染した入院患者の約半数は80代で、食事や排泄（はいせつ）の介助が必要な人が多く、看護師不足に拍車をかけた。11月に入って感染者が増加しても、コロナ患者の受け入れは60人程度が限界だった。……N院長は「うちには戦う術（すべ）がない。重症化して転院させられなければどうしようもない。一つの病院に負担を強いるのはおかしい。可能なら、専門病院の名前を外してほしい」と訴えた。

（朝日新聞2020年12月3日朝刊）

はじめに

医師（医療従事者）が人の生命を救ったり、病気や怪我の痛みを和らげたりすることにより社会の人々から尊敬の念を抱かれてきたことは、今も昔も変わりない。かつて（風俗や宗教との関係から）医師（医療従事者）の社会的地位が決して高くない時代や地域もあったが、そうした時代であっても医療行為が人間の社会生活において欠くことのできない重要なものであることは広く認められ、医師（医療従事者）もそれに誇りを持ってきた。

COVID-19患者の対応にあたった医師（医療従事者）にもそうした矜持があり、それを糧に日々の医療行為を行ってきたことは想像にかたくない。しかし、上記の新聞記事からは、現在の日本における医療制度や医師養成制度においては、医師（医療従事者）が医療行為に正面から向き合うことをできなくさせる（あるいは、したくないと思わせる）事情が存在するということがうかがえる。多くの国の医学教育は、医療的な知識や技術を、それ単体としてではなく歴史や政治・経済などを含めた複合的な関係性の中で学ぶように方向づけられているが、それは医療がそうした事情と密接に関連し、時としてそれによって歪められる危険性を内包しているからである。ここでは、その複合的な学びの重要性を確認しながら、日本の医療政策・医学教育に内在する「危うさ」を見つめてみたい。

医療行為の基盤となる思想とその背景

　医学概論等の教科書では医療の根底にある思想は「人道主義」や「人権」であるとされる。[1]

　人道主義とは、「ヒューマニズム（人間尊重主義）の一形態であり、博愛・平等、人権の尊重に平和・無抵抗主義などを特徴とし、人間愛の立場から人々の福祉を図ろうとする思想態度」をいい、そうした精神はすでに古代ギリシャ時代の「ヒポクラテスの誓い」のなかに、「患者の利益のために能力を使う」「あらゆる勝手な戯れや堕落の行いを避ける」「男と女、自由人と奴隷の違いを考慮しない」といった形で見ることができる。[2]

　人権とは、「すべての人々が生命と自由を確保し、それぞれの幸福を追求する権利」あるいは「人間が人間らしく生きる権利で、生まれながらにもっている権利」をいう。18世紀末に欧米で生まれ、米国の独立宣言や憲法、フランスの人権宣言などにその歴史的端緒を見ることができる「人権」思想が、当時は植民地の人々や、人種の異なる人々、奴隷などは含まれておらず、女性や子どもも成人男性と同じ人権をもっているとは考えられてはいなかった。人権が「すべての人民とすべての国とが達成すべき共通の基準」として明確に示されたのは、第二次世界大戦後の世界人権宣言（1948年）においてであり、その

---

1 たとえば、小橋元＝近藤克則＝黒田研二＝千代豪昭編『学生のための医療概論〔第4版〕』（医学書院、2020年）2頁。

2「ヒポクラテスの誓い」については、大槻マミ太郎訳「誓い」大槻真一郎編『ヒポクラテス全集第1巻』（エンタプライズ、1985年）580頁以下。今なお医師の心構えを示した伝説的存在として語り継がれている「ヒポクラテスの誓い」であるが、そこには医療とは医師が行うものであり、患者は医師に言われるままにそれを受け入れるだけの存在であるといった、いわゆるパターナリズムの考えが色濃く現れている。医学・医療の歴史を見ると、そうした考えが後世において多くの人権侵害を生んだ背景とも考えられることから、現在ではこれをそのまま受け入れることはできないとの批判が強い。

前文は「人類社会のすべての構成員の固有の尊厳と平等で譲ることのできない権利とを承認することは、世界における自由、正義及び平和の基礎である」とし、「加盟国は、国際連合と協力して、人権及び基本的自由の普遍的な尊重及び遵守の促進を達成することを誓約」している。日本国憲法 (1946年) もこれに通底するもので、同25条1項 (「すべて国民は、健康で文化的な最低限度の生活を営む権利を有する」) は、戦後の日本において医療行為の正当性やあり方を基礎づける規定と位置づけられている。

しかし、医学・医療に纏わる歴史を紐解けば、そこには教科書的な知識としての人道主義や人権思想を語るだけではすまされない、より深い陰影が刻まれていることがわかる。それは、人体実験 (臨床研究・臨床試験を含む) という影である。人体実験とは「新たな科学的知識を獲得するために試みられる身体的・精神的干渉」のことをいう。医学・医療の進歩は古くから人体実験と不可分の関係にあり、それを一概に否定することはできない。[3] しかし、それが医学・医療の名のもとに多くの被害をもたらしたこともまた疑いようのない事実である。第二次世界大戦でナチスドイツが数多くの人体実験を行ったことはことよく知られている。そこでは、低気圧実験、超低温実験、マラリア実験、毒ガス実験、毒物実験、サルファ剤治療実験、骨・筋肉・神経の再生実験および骨移植実験、海水飲用実験、断種実験、焼夷弾治療実験など、現在では考えられないような行為が行われた。[4] これらは戦後のニュルンベルク裁判で厳しく裁かれたが、被告人23名のうち20

---

3 甲斐克則によれば、人体実験は、①軍事的・政策的人体実験、②研究本位的人体実験・臨床研究、③治療的実践・臨床試験という3つのカテゴリーに分けられ、①には正当化の余地はないが、②③に関しては入念な検討に基づいて正当化できるものがあるとされる (甲斐勝則編『ブリッジブック医事法〔第2版〕』〔信山社、2018年〕65頁以下)。
4 旧日本軍が行った731部隊が行った毒ガス実験や細菌投入事件などもこれに類する行為である。

名が医師であった（有罪16名のうち死刑7名、終身刑5名。死刑判決を受けた者のうち4人は医師）。

この裁判で示された綱領は、その後の人体実験に関する普遍的な倫理基準となった（いわゆる「ニュルンベルク綱領」）。[5]

また、世界医師会（World Medical Association：WMA）が第2回総会で医療従事者の人道主義的な基本姿勢を「ジュネーブ宣言」として規定（1948年：その後1968年、1984年、1994年、2005年、2006年、2017年に改定）[6]、さらに世界保健機関（WHO）が「患者の権利に関するリスボン宣言」を採択（1981年：その後1995年、2005年、2015に改定）し、良質な医療を受ける権利、選択の自由の権利、自己決定の権利、情報や秘密保持に対する権利、健康教育を受ける権利、尊厳に対する権利を明示するに至った。

このようにして、現在、私たちは、医療行為に関する世界規模での原則や倫理規定を目にすることができるようになった。こうした原則や倫理規定の存在は、（他章でも確認されたように）日本国憲法25条1項とともに医療従事者の医療行為にとって原点となるものである。そのためには、医師（医療従事者）が日々の医療行為において、それに向けて行動することが必要であり、社会もまたそうした医師（医療従事者）のあり方を支援することが必要である。

では、現在の日本における医療政策・医学教育は、それらの精神を具体化する方向に位置づけられ、運用されているのであろうか。残念ながら、答えは「否」である。たしかに個々の医師（医療従事者）として高い志を持つ人は決して少なくない。しかし、日本の医療政

---

5 その後1964年に世界医師会は「ヒトを対象とする医学研究の倫理的原則」（いわゆる「ヘルシンキ宣言」）を作成（その後2013年まで数回にわたって改定）している。

6 2017年版では、患者の自主尊重原則、自己決定権（patient autonomy）が規定され、患者中心の医療の視点が明示されるとともに、最高水準のケアを提供するために「自身の健康、well-being、およびその能力に注意を払う」という姿勢も示された。

策・医学教育が「患者の権利」を基盤とし、「プロフェッショナルとしての医師」によって支えられるように構築されているとはいえないのが実情である（Chapter.3「新型コロナウイルス禍からみる『医療を受ける権利』」参照［→65頁］）。ここに日本の根本的な問題がある。[7]

日本における医師の養成

1　日本における医師不足の背景

　日本では、医師の不足が指摘されて久しい。その背景は、1973年に無医大県（一県一医大）構想が閣議決定され、1985年までに人口10万人当たり医師150人を確保することを目指したものの、1980年には目標値を達成し、その後は（財政構造改革の関係から）医師の養成が抑制方向に転換されたことが大きく影響している（医師不足の経緯についてはChapter.5参照［→109頁］）。1982年には大学医学部の定員削減が開始され、ほぼ一律に各校の定員を削減された（近年も勤務医不足に伴う僻地の医師不足や診療科による医師の偏在などの問題が顕在化したため、2008年に「地域枠」制度の導入により医師数の増員を企図された。ただし、医学部の新設ではなく各校の定員増で対応している）。

　一方で、大学での医学教育のあり方は、文科省が主導的に決めた枠組みと目標に対して、各大学が「自己努力」することが求められ、それが一般的になっていく。

----

7 長浜正彦『Tomorrow』（篠原出版新社、2009年）277頁は、「日本の医療はヒト、モノ、カネの投資、配分が悪いのにも関わらず、システムや方針を見直すことなく現場の努力でどうにか凌ごうとして究極に効率が悪い。将来を見据えた広い視野が欠如しており、目の前のことに場当たり的な対応しかできない。個々を見れば『頑張り屋さん』なのに、正当な評価や報酬を受けられないので、誰もがリスクや責任を負うことを避けてしまう。だから、自分の信念も情熱も薄れて活気がなく、対外的に勝負できる人材もいない。これは果たして『医療』に限った問題なのだろうか。これらは『日本』の問題なのだと私は思う」と評している。

1991年：大学設置基準が改正され、授業科目の開設や教育課程の編成が自由化。

2001年：文科省が医学教育モデル・コア・カリキュラム提示（各大学でカリキュラム改革）

2002年：モデル・コア・カリキュラムの到達目標に準拠した臨床実習開始前の全国共通の標準評価試験である共用試験（CBTおよびOSCE）を試行（⇒2005年から正式実施）

2004年：卒後の臨床研修必修化（新人医師が大学病院を離れて一般病院で臨床研修）

2011年：日本学術会議（基礎医学委員会・臨床医学委員会合同医学教育分科会）

提言「我が国の医学教育はいかにあるべきか」（2011年7月28日）

2012年：文科省モデル・コア・カリキュラム改訂
　　　　・基礎的診療能力の確実な修得
　　　　・地域医療を担う意欲・使命感の向上
　　　　・基礎と臨床の有機的連携による研究マインドの涵養
　　　　・社会的ニーズへの対応（医師として求められる資質、医療安全、患者中心のチーム医療）

2018年：文科省モデル・コア・カリキュラム改訂

2　文科省「医学教育モデル・コア・カリキュラム」

　2001年に掲げられた「医学教育モデル・コア・カリキュラム」は臨床医の養成を促進するものであったが、2度の改訂を経て、最新版である2018年版の「基本理念」は「多様なニーズに対応できる医師の養成」とされている。そこでは「医師として求められる基本的な資質・能力」として以下のような項目が掲げられている。

1 プロフェッショナリズム

　人の命に深く関わり健康を守るという医師の職責を十分に自覚し、患者中心の医療を実践しながら、医師としての道（みち）を究めていく。

2 医学知識と問題対応能力

　発展し続ける医学の中で必要な知識を身に付け、根拠に基づいた医療〈EBM〉を基盤に、経験も踏まえながら、幅広い症候・病態・疾患に対応する。

3 診療技能と患者ケア

　臨床技能を磨くとともにそれらを用い、また患者の苦痛や不安感に配慮しながら、診療を実践する。

4 コミュニケーション能力

　患者の心理・社会的背景を踏まえながら、患者及びその家族と良好な関係性を築き、意思決定を支援する。

5 チーム医療の実践

　保健・医療・福祉・介護及び患者に関わる全ての人々の役割を理解し、連携する。

6 医療の質と安全の管理

　患者及び医療者にとって、良質で安全な医療を提供する。

7 社会における医療の実践

　医療人として求められる社会的役割を担い、地域社会と国際社会に貢献する。

8 科学的探究

　医学・医療の発展のための医学研究の必要性を十分に理解し、批判的思考も身に付けながら、学術・研究活動に関与する。

9 生涯にわたって共に学ぶ姿勢

　医療の質の向上のために絶えず省察し、他の医師・医療者と

ともに研鑽しながら、生涯にわたって自律的に学び続ける。

　この内容はそれぞれ重要で、形式的には何ら否定されるべきものではない。問題は、現在の医師養成システムが先に見た世界的な医療原則や倫理規定を具体化するような内容になっているのかという点である。

3　医師になるための試験

　現在の日本では、医師になるため（医師になって以降も専門医となるため）の一般的なルートとして、以下のようなハードルをクリアーする必要がある。

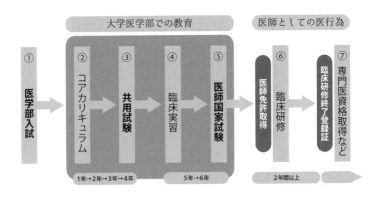

①　大学入試に合格し、医学部に入学する。

②　医学部入学後、大学のカリキュラムに沿って教育を受ける。文科省が医学部で履修すべき教育内容を示した「医学教育モデル・コア・カリキュラム」を参考に、各大学は具体的な授業科目の設定や履修の順序を決める。カリキュラムのうちおよそ3分の2をモデル・コア・カリキュラムの履修にあ

て、残り3分の1は大学独自にカリキュラムを開発している。

③ 主に5・6年次に実施される臨床実習に参加するため、共用試験に合格する必要がある。共用試験にはコンピューターで知識を問うCBT（Computer Based Testing）と、模擬患者等の協力によって技能・態度を評価するOSCE（Objective Structured Clinical Examination）がある。各大学が独自に実施しており、問題・課題は共通のものを利用しているが、合格基準は大学により異なる。

④ 共用試験に合格すると臨床実習に参加できる。文科省によれば、臨床実習の目的は、医師としての職業的な知識・思考法・技能・態度の基本的な内容を学ぶことであり、そのためには見学や模擬診療にとどまらない診療参加型の臨床実習が必要となる。

⑤ 臨床実習後、医師としての知識と技能を確認する医師国家試験を受験し、医師免許を取得する必要がある。医師法9条によれば、医師国家試験は医師として臨床に出るにあたって必要なレベルの（医学および公衆衛生に関する）知識・技能を問うものである。具体的な出題範囲は厚労省が公表している「医師国家試験出題基準」に準拠するものとされている。

⑥ 医師国家試験に合格し、医師免許を取得すると医行為を行うことができる。基本的な診療能力を身につけるための2年以上の臨床研修が必修化されている。臨床研修を修了すると、厚生労働省から臨床研修修了登録証が交付される。

⑦ 臨床研修を修了後も、医師は生涯にわたって知識を広げ、技能を磨く必要がある。方法として、学会が運営する専門医制度や、医師会が主体的に運営する生涯教育制度で、幅広い症候や地域医療、保健活動、医療安全等を学ぶ。

専門医制度のあり方について厚生労働省「専門医の在り方に関する検討会」において報告書がまとめられ、学会が独自に運用している専門医制度を中立的に認定する第三者機関（日本専門医機構）が設立している。

4　2023年問題

これまで日本の大学医学部の卒業生であればそれだけで可能であったが、2023年より、ECFMG（米国医師国家試験受験資格審査NGO団体）に米国で医師になるための申請をする際の条件として、アメリカ医科大学協会または世界医学教育連盟の基準による認証を受けた医学部を卒業していることが必要になった。2011年に全国医学部長病院長会議は「医学教育の質保証検討委員会」を発足させ、2015年には国内の全医学部が正会員となって一般社団法人日本医学教育評価機構（JACME）が発足した。2017年にWHOの関連機関である医学教育NGO 世界医学教育連盟（World Federation for Medical Education: WFME）から国際評価機関としての認証を受けた。漸次、各大学（医学部）ごとに受審し、国際認証を受けているが、そのために各大学は相応の時間と労力を費やしてきた。

日本の医学教育（医師養成）が抱える問題

日本においては他国に比べて医師が不足しているとの指摘が以前からなされながら、それに対する積極的な増員政策は採られてこなかった。一方で、詳細なカリキュラムを組み立て、基本的には入学した医学生のすべてを医師にするという建前が採られている。だが、それは必ずしも上手くいっているとはいえない。そこにはいくつかの要因がある。

1つめは、大学・教員側の問題である。もともと医学部の教員は、

日常的に研究・教育の両面に忙殺されているといわれてきたが、近年のカリキュラム改革により取り組むべき課題は増え、その実質化が求められている。にもかかわらず、授業の多くは依然として昔ながらの（膨大な知識を提示する形での）系統的講義であるとされ、授業に対する学生の興味関心は高いとはいえない。むろん実践的なプロフェッショナル教育を行っている大学もあるが、それはなおわずかな数にとどまっている。[8] 他方で、医師国家試験を念頭に置いた受験勉強を重視せざるをえない状況に変わりはないという現実もある。

　２つめは、学生側の問題である。そもそも医学部は１単位でも落とせば留年になり、就学中はテストと実習が繰り返されるハードな学習環境にある。医師を養成する職業訓練校という色彩が強いこともあり、念願の医学部入学を果たしても、現在のカリキュラムで求められているレベルについていけず、留年する学生が増えている。[9] 背景として臨床科目や実習が前倒しになって、入学後すぐに猛勉強をしなければならなくなったことや少子化にもかかわらず、この10年で医学部の定員が若干拡大されたため、全体の学生のレベルが落ちていることなどが挙げられている。[10] また、初等・中等教育と同様に「教師・生徒関係」の延長として大学での医学教育が捉えられ（いわゆる「おまかせ教育」）、多くの学生に受動的・消極的態度や何をするにも効率的で無駄を嫌う態度が見られるようになったという指摘もある。[11]

---

8 浅田義和「アクティブ・ラーニング」『医学教育白書（2018年版）』171頁以下参照。

9 「医学生の学力に関するアンケート調査結果（平成30年1月集計時点）」〈https://www.ajmc.jp/pdf/180305_2.pdf（最終確認2021年1月14日）〉によれば、全国医学部長病院長会議の調査によると、集計された全53大学の1年生の留年者数は2016年度で293人であり、2008年度からの医学部定員数増加の影響を控除した補正留年増加率でみても定員増前の1.81倍になっている。

10 「高偏差値『医学生』の留年が急増している理由　日本中の優秀な頭脳が集まったはずなのに」東洋オンライン2017年6月5日付〈https://toyokeizai.net/articles/-/174678（最終確認2021年1月14日）〉。

11 藤崎和彦「近年の医学教育の動向と保険医療行動科学」日本保健医療行動科学雑誌32-1（2017年）47頁以下。

なかにはより深刻な問題もある。それは患者の診療に係わらせると現実的に支障があると思われる学生の存在である（いわゆる「アンプロフェッショナル学生」問題）。患者への配慮、教育機関としての責任という観点から、大学医学部はそうした学生に対する評価をこれまで以上に厳格に行うようになっている。[12]

　3つめは、臨床研修の理念と現実とのギャップである。医局員（インターン）の時代に比べて2004年から実施されている臨床研修医制度のもとでは労働・教育環境ともに一定の改善をみたといわれているが、それはあまりにも過酷であった従来の状況が改善されたにすぎず、より高次の目標である「プロフェッショナルとしての医師」の養成に繋がっているかといえば、必ずしもそうとはいえない。

　たとえば以下のような指摘がある。「2018年にスタートした『新専門医制度』の研修医人数の領域別割合をみると、メジャー科の外科や内科の割合が減少して、眼科や麻酔科の割合が増加しているということがわかります。専門医になるための研修をスタートする若手医師たちの間では、長時間労働に拘束されず、ブラックな職場環境に左右されず、年功序列に縛られないマイナー科に人気が集まっています。特に人気が高いのが、眼科や精神科、そして整形外科です。なかでも眼科は残業時間も労働基準法の上限である月45時間以下に収まっていることもあり、若手や女性を中心に人気があります。約4割は女医であると言われているのです。一方で人気のないのが小児科や産婦人科です。小児科は夜間救急が多く、医師に暴言を吐くようなモン

---

12 例として、京都大学医学部学務委員会臨床実習倫理評価小委員会「アンプロフェッショナルな学生の評価」参照〈http://cme.med.kyoto-u.ac.jp/sd/unprofessional.pdf（最終確認2021年1月14日）〉。そこでは、「診療参加型臨床実習において、学生の行動を臨床現場で観察していて、特に医療安全の面から、このままでは将来患者の診療に関わらせることができないと考えられる学生」をアンプロフェッショナルな学生と定義し、いくつかの具体例を紹介している。

スターペアレンツも多いため、挫折する人が少なくないといいます」[13]。要するに、患者とのトラブルが少ないということやワークライフバランスなどを理由に、臨床研修以降に「楽な診療科」が好んで選ばれる傾向が増しているとの指摘である。

　医師（医療従事者）の労働・教育環境の改善は、国民の「適切な医療を受ける権利」を保障するためにもぜひ解決されるべき重要な課題である。専門化医療も総合診療もいずれも重要であることに疑いはない。しかし、「プロフェッショナルとしての医師」の養成とは、各医師の専門的技術が「たこつぼ」的に高くなることではなく、医師が「医療人として求められる社会的役割を担い、地域社会と国際社会に貢献する」ことを意味するものである（前掲2018年コアカリキュラム7）。現在のような形で「楽な診療科」を目指す医師が結果的に増えるという状況は、国際的基準から見ても、国民の視点から見ても決して望ましいものではない。

COVID-19の流行と医療従事者の養成

　日本の医師養成制度がこうした問題を抱えた中で、2020年、COVID-19が流行し、日本社会は混乱の渦に飲み込まれた。医療従事者の養成に関連して、話題となったことは大きく2つある。

1　ICT(Information and Communication Technology)化の拡大

　大学での医学部教育に与えた影響で最も大きかったことは、ICT化の拡大である。臨床実習や定期試験で延期や中止を余儀なくされたことから、オンラインでの臨床実習や定期試験が否応なく実施され、

---

13 藤城健作「診療科別開業医の利益『最も稼げる・最も稼げない』のは何科？」幻冬舎GOLDONLINE 2019年3月6日付〈https://gentosha-go.com/articles/-/20162（最終確認2021年1月14日）〉。

これまで進まなかった医学教育のICT化への機運が高まった。教育現場だけではなく医療現場においても若い世代を中心に今後の継続的発展が見込まれている。ただし、臨床実習等における限界はあり、多くの医学生が抱える将来、医療現場において期待される医療行為ができるかという不安はなお払拭されていない。

2 COVID-19 患者への対応と医療従事者のキャリアプラン

多くのメディアで指摘されたのは、（冒頭の新聞記事のように）COVID-19患者の対応にあたっている現場での圧倒的な医療従事者（医師・看護師）不足、医療労働現場の過酷さである。さらには医療従事者やその家族への社会的差別という問題も生じた。

これに伴い、冒頭の新聞記事にあった十三病院で医療従事者の離職が相次ぐという事態が生じた。理由の1つとして、医師・看護師のキャリアプランという事情がある。

> ……専門病院化は、各診療科で腕を磨こうとする医師のキャリアプランにも影を落とした。専門化が決まってすぐ、若手研究医が他の医療機関に移ったのを皮切りに、医師の退職が相次いだ。N院長は「若い人はどうしても『手術をして腕を磨きたい』『内視鏡の技術を身につけたい』といった気持ちがある。同期が別の病院で活躍しているのを見て、焦る気持ちもあるんでしょう」と心中を思いやる。感染者の治療チームには眼科や外科など、感染症とは縁遠い分野の人も加わっている。若手のみならずベテランの医師からも不満の

----

14 「コロナで変わる医学教育、実習もオンラインで」日経メディカル 2020 年 7 月 30 日〈https://medical.nikkeibp.co.jp/leaf/mem/pub/report/t350/202007/566529.html （最終確認 2021 年 1 月 14 日）〉。

15 たとえば、全国保険医新聞 (2020 年 6 月 5 日号) など〈https://hodanren.doc-net.or.jp/news/iryounews/200605_sisk3_cvd_doc.html （最終確認 2021 年 1 月 14 日）〉。

声が上がる。「せっかく20年、30年かけて技術を磨いてきたのに、それを発揮できない。それなら別の病院に行こうかと。そういう気持ちも分かります」。同じ医師だからこそ、N院長の悩みは深い。専門分野に携わることができない苦悩は看護師も共通だ。周産期医療に力を入れてきた十三市民病院は、母乳育児を中心とした新生児ケアで、世界保健機関（WHO）などから「赤ちゃんにやさしい病院」の認定を受けている。産婦人科には市内外から妊婦が訪れ、そのケアに携わることにやりがいを感じる看護師も多いが、休止状態が続いて辞める人も出た。M看護部長によると、看護師の中には家族から「あなたが望んだ看護ができないなら、よそに移った方がいいんじゃないか」と言われた人もいたという……。[16]

　そもそも感染症がまん延する社会状況での医師（医療従事者）の育成は困難なものであること、COVID-19の流行が予想外のものであることなどを考慮する必要があるとしても、上記の記事に見られるような医療従事者の離職の背景に、民間病院中心である日本の医療制度、医療従事者の労働環境の不公平さといった問題が大きく横たわっており、それを前提に医療従事者の養成が行われていることが垣間見える（Chapter.3参照［→65頁］）。

おわりに

　これまで見てきたように、現状の日本の医療政策・医学教育では、世界基準での「自立したプロフェッショナルとしての医師」の養成を目指して文科省（厚労省）が号令をかけているものの、それが思惑通りス

16「医師・看護師30人、次々離職　苦渋の決断、コロナ専門病院の『副作用』」47NEWS 2020年12月18日〈https://www.47news.jp/47reporters/5620439.html（最終確認2021年1月14日）〉。

ムーズに進んでいるとはいえない状況にある。少なくとも現状の医学部教育や臨床研修にただ乗っかっているだけでは、できる限り無駄なく医師免許を得ることが優先され、危険が少なく楽に収入の得られる「楽な診療科」の医師になることを選ぶという状況に学生が流れてしまう可能性が高い。仮に「楽な診療科」の医師になるという志向性を持っていなかったとしても、COVID-19患者の対応にあたった医師・看護師のように過酷な状況に追い込まれると、自らのキャリアを公平に支援してもらえるような体制がないことに失望し、何とかそこからの脱出を図りたいという思いだけが募ってしまう。こうした事態は、個々の医学生や医療従事者の側でなく、制度の側に問題があることの現れである。

　COVID-19の流行は、医療従事者やその家族に向けられた心ない誹謗・中傷や差別の問題性、チーム医療の不可欠性や医療従事者（その家族を含めた）の労働環境保護の重要性などを私たちに知らしめた。また医療従事者の側にも、感染者として差別されることの恐怖を実感させ、単に専門家の尺度で他者に臨むのではなく、より広い視野で患者との共通認識を深めながら医療行為を進めていく必要性を改めて認識させたように思う[17]。これを機に医療体制や医療従事者の養成システムを見つめ直し、より「公共財」としての側面に光を当てた再構築を図ることが、今の日本には必要である[18]。

----

17 「座談会『医学教育における職業教育の視点』」において、福島統医師はロバート・ギーガン（ハーバード大学教育学大学院教授）の研究を基に、環境順応型知性（周りを見ながら自分はその集団で何をしたらいいのかを知る）、自己主導型知性（この集団で自分は何をすべきかを考える）、自己変容型知性（対立意見を含めたさまざまな人の意見を聞きながら自分の考えが本当にそれでいいのか、他者の経験を自己に取り入れようとする）という３つの発達段階を例にとり、自己変容型知性の素地を育んでおくことが専門教育の前に必要であり、それは人文社会科学によるところが大きいとしている。医学教育 50 巻 4 号 (2019 年) 327 頁。

18 この点に関連し、感染症法や新型インフルエンザ特措法の改正が図られている（Column ①「特措法と感染症法の改正」参照 [→ 43 頁]）が、刑罰の威嚇力を背景とした対応には慎重な検討が必要であることは言うまでもない。重要なことは、患

読書案内

鳥集徹『医学部』（文藝春秋、2018 年）

　医学部の現状について網羅的かつわかりやすくまとめられている。医学部を目指す人には一読を進めたい。

小橋元＝近藤克則＝黒田研二＝千代豪昭（編集）**『学生のための医療概論〔第 4 版〕』**（医学書院、2020 年）

　医療従事者の養成を念頭に教科書として編まれた医学概論。一般人が読んでも十分に理解できる。カラーで内容も充実している。

者、医療従事者、国家・政府という三者の信頼関係の構築にこそあり、刑罰がその障害となることも十分にありえるからである。

強制入院と人権擁護システム

感染症診査協議会など

　感染症法、精神保健福祉法、そして麻薬及び向精神薬取締法（以下、「麻薬取締法」という）は、都道府県知事による入院措置を規定している（感染症法19条、20条、精神保健福祉法29条、麻薬取締法58条の8、58条の9である。感染症法に関する詳細はChapter.1 [→24頁]、精神保健福祉法についてはChapter.4 [→91頁] を参照してほしい）。入院の必要性等が行政機関の独断によることを避けるため、これらの法は、「第三者的な機関」¹を設けている。感染症の診査に関する協議会（以下、「感染症診査協議会」という。感染症法24条）、精神医療審査会（精神保健福祉法12条）、麻薬中毒審査会（麻薬取締法58条の13）である。

　感染症診査協議会は、各保健所に置かれ、就業制限、入院勧告、入院期間の延長、結核患者に対する公費負担に関する必要な事項等を審議する。協議会は、委員3人以上で組織され（24条4項）、感染症指定医療機関の医師、感染症の患者の医療に関し学識経験を有する者（感染症指定医療機関の医師を除く）、法律に関し学識経験を有する者並びに医療及び法律以外の学識経験を有する者のうちから、都道府県知事が任命し、その過半数は医師から任命される（24条5項）。なお、協議会に関する必要な事項は、感染症法の規定のほかに条例で定めるとされる（24条6項）。そのため、たとえば、地方公共団体によって委員の人数は異なっている。

　本コラムでは、感染症診査協議会、精神医療審査会、麻薬中毒審査会のうち、これまで最も議論されてきた（つまり、文献数の多い）精神医療審査会を取り上げて、強制入院と人権擁護システムの問題を考えてみたい。

精神医療審査会とは

　精神科医療では、患者本人の意思によらない入院や、入院患者の行動を制限すること（身体拘束など）が認められているため、患者の人権を保障する制度が不可欠である。そこで、精神医療審査会は、「精神障害者の人権擁護の礎として、委員の学識経験に基づき独立して、かつ積極的にその職

---

1 厚生労働省健康局結核感染症課監修『詳解　感染症の予防及び感染症の患者に対する医療に関する法律〔四訂版〕』（中央法規、2016年）129頁。

務を行う」ことが期待されている。[2]

　具体的には、各都道府県の精神医療審査会は、措置入院や医療保護入院の必要性の有無や、処遇が適当であるか否かについて審査する（精神保健福祉法12条）。精神医療審査会の委員は、精神障害者の医療に関し学識経験を有する者（精神保健指定医に限る。医療委員）、精神障害者の保健又は福祉に関し学識経験を有する者（保健福祉委員）及び法律に関し学識経験を有する者（法律家委員）のうちから、都道府県知事が任命する（13条1項）。委員の任期は2年であるが、都道府県知事の判断により3年を上限として条例で定める期間とすることが可能である（2項）。

　審査は、医療委員2名以上、保健福祉委員1名以上、法律家委員1名以上の5人の委員の合議体で行われる（14条）。適正手続の観点から法律家委員が、保健福祉の観点から精神保健福祉士や保健師等の保健福祉委員が構成員となっている。

精神医療審査会の現状に見る人権擁護システムの課題

　それでは、実際に、精神医療審査会は「精神障害者の人権擁護の礎」として機能しているのだろうか。630調査をデータソースとする集計によれば、2018年度の精神医療審査会において審査が完了した退院請求2,551件のうち、「入院の継続は適当でない」は2.0％、「合議体が退院の請求は認めないが、処遇内容が適当ではない」は0.2％である。また、審査完了した処遇改善請求577件のうち、「処遇は適当でない」は6.3％に過ぎない。[3]

　このように現状維持が9割以上に及んでおり、「精神障害者の人権擁護の礎」としては心もとない。第三者性や、委員が非常勤であるといった問題のほか、精神医療審査会の機能を強化するためには、とりわけ現状では不十分である聴聞の機会の提供、及び合議体のあり方の改善が必要である。

　1点目について。医療保護入院や措置入院に関する病院からの定期の報告の審査にあたり、精神医療審査会は「必要があると認めるときは」患者に対して意見を求めることができるにすぎない（38条の3第3項）。また、退

2「精神保健及び精神障害者福祉に関する法律第12条に規定する精神医療審査会について」（平成12年3月28日障第209号厚生省大臣官房障害保健福祉部長通知別添「精神医療審査会運営マニュアル」）。
3 国立精神・神経医療センター精神保健研究所精神医療政策研究部「630集計 在院患者以外の集計」令和元年度　精神医療審査会機能　②退院請求及び③処遇改善請求。

院・処遇改善請求の審査にあたり、患者が請求者であればその意見を聴かなければならないが、精神医療審査会が「聴く必要がないと特に認めたときは、この限りではない」(38条の5第3項)。以上の規定は、聴聞の機会の提供を限定しており、自由を制約する場合に適正な手続の保障を要請する憲法31条の観点から見て問題がある。

　2点目について。医療委員については、合議体の構成に占める医療委員の割合が高いために、医師同士で何かと遠慮しがちであり、法律家委員については、書面の不備や手続上の問題の確認にとどまり、審査に慎重な傾向にあるといわれるためである。たとえば、精神保健福祉に精通する弁護士が法律家委員となって合議体の委員長を引き受け、相談援助を業とする者(精神保健福祉士法2条)である精神保健福祉士をはじめとする保健福祉委員が、患者の権利擁護の役割を果たすために能力を発揮することが求められる。

　精神科入院患者の人権を保障するためには、少なくとも上記の改善策(法改正が必要なものもある)を講じることが不可欠である。本コラムでは、精神医療審査会を取り上げてCOVID-19以前から強制入院と人権擁護システムのあり方がさまざまに論じられてきたことを例示した。さて、COVID-19をはじめとする感染症の患者に関する人権擁護システム(Chapter.1「3　人権を尊重するための感染症法の規定」を参照 [→28頁])は、機能しているのであろうか。

内山真由美

新型コロナウイルス禍で
露呈した地方発の医療崩壊を
乗り越えるには

岡田行雄（熊本大学）

　奄美市の奄美大島で17日、自営業の40代男性と同居する30代女性の感染が確認された。男性は2日に来島した埼玉県の男性らに同行し、遊漁船で2日間過ごした。埼玉県の男性は滞在中に発熱し、島を離れた後で感染を確認。その後、奄美市の男女が発熱や喉の違和感を次々に訴えた。

　遊漁船の乗船者や職場の同僚など島内の濃厚接触者は12人に上り、検体を鹿児島市に輸送してPCR検査を実施した。島内にある感染症の専用病床は4床だけ。医療機関は限られ、検査センターもない。県の担当者は「クラスター（感染者集団）が発生すると対応しきれない」と警戒する。

（日本経済新聞2020年4月25日朝刊）

　新型コロナウイルスの感染拡大で、医療機関への「受診控え」が、岐阜県や市が設置した公立病院（自治体病院）の経営に打撃を与えている。飛騨市のまとめでは、県内の公立13病院で4〜7月、入院・外来収益などから経費などを引いた「医業収支」は前年より1カ月あたり計約6億6千万円のマイナスとなった。公立病院はへき地や救急医療などを支えており、影響を心配する声が上がる。

（朝日新聞2020年10月31日朝刊）

PCR検査や治療もままならず打撃を受ける地方の病院

　そもそも、公立病院の削減が進められ、それによる医療崩壊が問題とされていた地方においては、コロナ禍によって、COVID-19の治療

はおろか、PCR検査もままならないという、さらなる危機にさらされている。

　それでは、地方の医療はなぜ崩壊の危機にさらされてきたのであろうか？　それに対してどのような法的な取組みがなされてきたのであろうか？　さらには、地方におけるコロナ禍の克服に向けてどのような法的な取組みがなされるべきなのであろうか？

地方の医療構造

1　国策としての無医村解消

　まず、地域医療がそもそもどのような問題構造を抱えてきたのかを概観することにしたい。

　笠原英彦によれば、もともと江戸時代以来、医師は自由開業制の伝統があり、農村部ほど医療より祈祷が重視されるという事情もあいまって、結核が流行する農村部ほど医師がいないという状況にあった。それにもかかわらず、そうした無医村においても、農民が安価に医療を受けられる制度作りに対して、医師会は冷淡であった。これに対して、世界恐慌後の日本は健康な兵士と銃後を護る国民の育成を通した戦時体制の強化に向けて、内務省から厚生省を分離するとともに、国民体力の向上、結核の撲滅などと並んで、無医村の解消を目指し、医療の公営化を推し進めた。

　つまり、個人開業医に委ねられていた医療を公営化し、国のコントロール下で医師不在の地域を作らないようにするという国主導の地域医療であって、無医村解消も、あくまで戦時体制の強化という、国家

---

1 笠原は、「寒村を中心に医療体制を整備しようとする動きに対して医師会は冷淡であった」と指摘している。笠原英彦『日本の医療行政』（慶應義塾大学出版会、1999年）90頁参照。
2 こうした日本政府の動きについては、笠原・前掲註1書94頁以下参照。

目標と関連づけられて目指されたものに過ぎなかったのである。

　それでは、第二次世界大戦における敗戦を経た日本国憲法下での地域医療は、このような構造を大きく転換したものだったのであろうか？　答えは否と言わざるをえない。というのも、相変わらず医療は国家の都合によって患者に与えられるものでしかなかったからである。加えて、法的に見た場合、日本国憲法25条に定められた生存権は最高裁の解釈によって骨抜きにされ[3]、あらゆる地域に住む患者に権利として適切な医療を保障するという体制は構築されなかったからである。

2　へき地医療問題

　日本の医療は、江戸時代以降の伝統もあいまって、大都市に偏り、とりわけへき地には医療機関の空白が生じる傾向があった。これは、戦時中に国による医療の公営化が目指されてもなお変わらなかった。前出の笠原は、その背景を次のように指摘している。

　　　江戸時代以来の自由開業医制は、昭和になっても存続していたから、医療は営利優先となり、医療施設は都市部に集中する傾向がみられた。国公立病院が明治以来低迷していたことは、こうした傾向に追い打ちをかけ、地域医療は事実上空洞化した。その結果、戦時体制が発足する昭和十年代半ばには全国の町村のおよそ三分の一が無医村という有り様となった。そうしたなかで、診療所も病院もともに民間による経営が九五パーセント以上を占めるといった状況

---

3 最高裁判所は、いわゆる堀木訴訟において、国民に健康で文化的な最低限度の生活を営む権利を保障している憲法25条1項を、国民が健康で文化的な最低限度の生活を営みうるよう国政を運営すべきことを国の責務として宣言したものに過ぎず、国が個々の国民に対して健康で文化的な最低限度の生活を営めるようにする義務を有することを規定したものではないと解した（最判昭57・7・7民集36巻7号1235頁）。

は大きな問題であった。[4]

敗戦後、医療の公営化にはGHQから待ったがかかる形になった上、GHQによるアメリカ型の医療を根づかせようとする取組みも頓挫し、高度経済成長に伴い病院数は増えたものの、相変わらず民間病院ばかりが急増するというものであった。その結果、「多く先進諸国では公的医療機関が中心であるのに対し、日本では民間病院の占める割合が異常に高い」状況が生じるに至った。[5]このような状況では、たとえ日本国憲法下で、憲法25条に基づき国民皆保険が実現しても、民間病院は偏在し、いわゆるへき地では実際に受診できる病院が必ずしも患者の近くにあるとは限らないことになる。つまり、この無医村問題は戦後の日本国憲法下であっても、戦時中までと変わることはなかったのである。[6]

この状況は、いわゆるバブル景気の最中である1990年9月に実施された地域振興協会による調査からも浮かび上がってくる。この調査は、離島振興法、山村振興法、過疎地域活性化特別措置法に基づく市町村内の指定地区に所在する医療機関について、各役場の担当に調査票を送る形で実施された。この調査表は、本調査でへき地と定義された地域を有する1,762の市町村に送付され、884市町村から有効な回答があった。[7]

----

4 笠原・前掲註1書121頁。

5 その背景には、医療法改正により医療法人制度が創設され、この医療法人に税制優遇が適用されるなど、戦後の教育や社会福祉と同じ構造が持ち込まれたことに加えて、医療機関への低利融資が始まったこと、国民皆保険による医療需要の増大、そして公的医療機関の増設抑制が挙げられている。笠原・前掲註1書128頁参照。

6 笠原・前掲註1書129頁。なお、笠原は、その理由として、「五十五年体制下に長期政権を維持してきた自民党が有力な圧力団体である日本医師会の支持をとりつけ、その主張を政策に反映してきたからにほかならない」と指摘している。

7 地域医療振興協会・自治医科大学地域医学研究会『今日と明日のへき地医療』(講談社、1991年) 156頁以下参照。

その回答からは、へき地における病院は476あり、そのうち196が公立の自治体病院で残る280は民間病院だが、全体の病床数21,220のうち、公立の病床数は11,100に対して民間の病床数は10,120と、病床数で見ると公立の割合が高まる。このことは常勤医師数にも当てはまり、全体では1,195名のうち、公立が631名、民間が564名となっている。加えて、回答のあった地域ではへき地病院が、北海道に71、長崎に31、岩手、宮城にそれぞれ20と偏在しており、神奈川、大阪、滋賀、富山、千葉などには回答のあったへき地病院はない。公立病院に限ると、北海道に36、長崎に26と2カ所に圧倒的に多いことが明らかとなっている。[8] 次いで、へき地における診療所は2,081あり、そのうち772が公立で1,309が民間によるもので、北海道に179、鹿児島に117と、やはり偏在しており、公立のものに限ると北海道が72、愛媛45の順となり、やはり北海道に多い。そして、へき地診療所の医師の平均年齢は58.4歳で、現在の勤務地での平均勤務年数が19.2年ということから、高齢の医師が長期にわたってへき地診療所で地域の医療を担ってきたことがうかがえる。非常勤の医師で運営されているへき地診療所は422で、このうち118については、すぐにでも常勤医師が必要な状況にある。加えて、公立のへき地診療所ですでに定年を過ぎた65歳以上の医師が勤務しているものが164あり、このうち後任の確保ができるのは20に過ぎない。民間のへき地診療所でも65歳以上の医師が勤務しているところが548あり、後任が確保されているのは87に過ぎず、いずれも後任の確保率は2割に満たない状況であって、後継者確保が困難であることもうかがえる。この後継者確保が困難であることが、調査までの5年間で休診・廃院となった188のへき地診療所において、最も多い休診・廃院の原因で

---

8 地域医療振興協会・自治医科大学地域医学研究会・前掲註7書158頁以下参照。

あったと指摘されている。[9]

　以上の調査は、無医村の状況を示すものではないが、へき地病院やへき地診療所にスポットライトを当てて、それが偏在しており、日本全体で見れば少ないはずの公立病院や公立診療所が、へき地という人口が少ない地域では、その地域の医療を支えていたことを鮮やかに示している。しかも、へき地診療所は後継者確保が困難という大問題を抱えていることも示されている。

　全体としては、民間病院が常に医療機関の中心であり続け、それらは大都市に偏在するがゆえに大都市の医療は民間病院に支えられる一方で、地方は公立病院に医療を依存せざるをえないという構造は、バブル景気崩壊後、まずは地方の医療を崩壊に追い込むことになる。次に、その構造を見ることにしよう。

公立病院の削減による医療崩壊

1　地方公立病院における医療崩壊とその背景

　以上の概観を通して、人口の少ない地方の医療を公立病院が担ってきたことが明らかとなったが、この地方の公立病院において、21世紀に入ってから医師不足による医療崩壊が進んでいることが浮き彫りになってきた。

　松原要一は、山形県庄内地方南部で地区の唯一の急性期医療の基幹病院としての鶴岡市立荘内病院を例に、次のように指摘する。

　　　医療崩壊が地方の病院で進んでいる。これは医師不足により医師確保が困難で、かつ勤務医が過重労働で病院を辞め、残った

---

9 以上の、へき地診療所に関するデータは、地域医療振興協会・自治医科大学地域医学研究会・前掲註7書174頁参照。

医師に負担が増えて更に医師が辞める悪循環による。なかなか改善されない医療制度の欠陥と医療費抑制政策など医療行政に大きな問題がある。[10]

しかし、松原は、その抜本的な改善・改革は今後も当分の間期待できないとした上で、カルテの電子化、日直・当直の効率化など、個々の病院の努力による他ないという。[11]

この鶴岡市立荘内病院も、新潟大学と山形大学からそれぞれ医師の派遣を受けて常勤医師を雇用できていた。このように、大学の医学部から派遣される医師によって、地方の公立病院の運営は成り立ってきたのである。

この大学の医学部から地方の公立病院への医師の派遣制度が、「地域医療崩壊」と言われる現象の引き金となったことは、他の地域の公立病院をめぐる動きからも見ることができる。千葉県では、東京湾に面する西部に医療機関が集中し、太平洋に面する九十九里沿岸部では医療機関が少ない中、この地域にある千葉県立東金病院でも、「地域医療崩壊」現象が生じた。2004年の新医師臨床研修制度が導入されたことによって、多くの医師は都市部の専門医の下での研修を志向し、大学病院の医局に入局しなくなったため、千葉大学附属病院から派遣されていた医師たちが引き上げられたからである。[12]

このような状況は、地方の公立病院のみならず、地方都市そのものを巻き込む形でも生じている。約10万人に対して4つの総合病院が医療サービスを提供する、全国的にもみてもきわめて恵まれた医療

----

10 松原要一「当院［鶴岡市立荘内病院］の取り組み──地域医療の中核病院を目指す市立病院の立場から」新潟医学会雑誌 122 巻 1 号（2008 年）25 頁。

11 松原・前掲註 10 論文 27 頁以下参照。

12 平井愛山「過疎地域で深刻化する医師不足問題の本質を探る──千葉県九十九里沿岸部をモデルに」『医師不足と地域医療の崩壊〔Vol.2〕現場からの「提言」 医療再生へのビジョン』（日本医療企画、2008 年）33 頁参照。

提供体制があった舞鶴市がそれである。これらの病院に勤務する医師の供給は、近隣の大学病院（京都府立医科大学や京都大学など）に属する医局からの派遣に依存していたところ、2004年に病院運営をめぐる意見の対立から副院長をトップとする内科医の集団退職が発生したために、舞鶴市民病院は必要な医師数が確保できず、経営規模を大幅に縮小して運営せざるをえなくなった。そして、舞鶴市民病院には大幅な赤字が発生し、舞鶴市民病院の機能縮小は、病院内では内科医不在による他の診療科医師への負担増、そして医師不足に悩む他の公的病院には医療サービス提供の混乱、地域では病院に収まり切れない患者が市内の開業医に溢れる、など多くのさまざまな悪影響を及ぼした。病床数だけみるとむしろ過剰とも言えるほどの地域の提供体制が1つの病院の一診療科である内科の破綻をきっかけにこのような状況に陥ったのである。

　以上で見てきた地方における「医療崩壊」と呼ばれる現象の背景には、人口の少ない地方に行けばいくほど、公立病院によって医療が支えられており、その公立病院における医療が大学病院等から派遣される医師に依存していたことがある。その結果、大学病院が研修制度の変更を契機に派遣していた医師を引き上げると、千葉県房総地域のように公的な医療機関が乏しい地域のみならず、舞鶴市のように公的医療機関に恵まれているかのように見える地域であっても、「医療崩壊」と言われる現象が生じることが明らかとなったのである。

2　地域医療崩壊の悪影響

　以上で見たように、人口の少ない地域の医療を支えてきた公的医療機関が医師不足によって機能不全に陥り、そうした人口の少ない地

---

13 舞鶴市での「地域医療崩壊」の動きについては、小林甲一＝市川勝「舞鶴市における地域医療提供体制の再構築──公的病院のあり方と地域連携の課題」名古屋学院大学論集社会科学篇53巻4号（2017年）32頁以下参照。

域では経営が成り立たないことを理由に、数少ない個人病院だけでは、患者を診ることができなくなるという意味での地域医療崩壊が、へき地だけでなく、ある程度の人口規模のある地方都市においても生じるとすれば、それによってどのような影響が生じるのであろうか。

　たとえば、厚生労働省が、2019年9月に地域医療構想を進めるために再編・統合すべき公立・公的病院のリストを公表したが[14]、その通りに、公立・公的病院が統廃合されれば、廃止された公立病院に通院していた患者からすれば、それまでの通院には公共交通機関で比較的短い時間ですんだのに、住居から遠く離れた別の病院への通院に長時間を要することになり、適時に適切な医療が受けられなくなる。持病についての定期的な診察と投薬を受けるためだけでも、交通費を含めた負担が患者に重くのしかかることになる。まして、救急医療が必要な場合に、遠く離れた病院に運ばれて治療を受けなければならないのであるから、生命が危うくなる可能性に加えて、近くに病院があれば生じずにすんだ後遺症に苦しめられる可能性も高まる。このように、医療崩壊が生じれば、廃止された病院や、専門医がいなくなった病院の近くに住む患者にとっても、日本国憲法25条で保障されるはずの、健康で文化的な最低限度の生活などへの悪影響は否定できないのである。

　加えて、公立病院が廃止されて、その地域からなくなることの悪影響は、それを利用してきた患者だけに止まるものではない。ある公立病院が廃止されれば、患者がその地域に来なくなるだけでなく、そこに勤務していた医療従事者もその地域からいなくなる、あるいは、そ

----

14 これは国が重点保健医療分野として設定する5疾病（がん、脳卒中、急性心筋梗塞、糖尿病、精神疾患）・5事業（救急医療、災害医療、へき地医療、周産期医療、小児医療）について2017年6月のわずか1カ月の診療実績から機械的に導き出したもので、地域の実態をまったく反映しておらず、自治体、医療機関、住民等から痛烈な批判が噴出していると指摘されているものである。炭谷茂「コロナにおける医療従事者の人権問題」部落解放794号（2020年）27頁参照。

の地域に通勤しなくなることを帰結する。つまり、公立病院の統廃合は、地域経済にも悪影響を及ぼさざるをえない。したがって、「とりわけ、病床削減率の高い県においては、地域医療のみならず地域経済の一層の疲弊を招くことにつながります」[15]との指摘も大げさとは言えないのである。

　それでは、日本国憲法25条を始めとする現行の諸法律に基づく裁判というチャンネルを通して、こうした意味での医療崩壊を防止することはできるのであろうか?

医師法・医療法・生存権アプローチとその限界

1　医療削減をさせないための裁判

　上で触れた地方の公立・公的病院の統廃合は、すでに進められている。そのような中で、2012年4月に広島県府中市が府中市立府中北市民病院(以下、元病院)と府中総合病院とを経営統合し、地方独立行政法人に経営形態を変更することを内容とする府中市地域医療再生計画に基づき府中市病院機構の設立認可申請を広島県知事に行い、元病院を廃止し、病床数が40床、常勤の外科医を置かないことによって常勤医師数が1名減少する新府中北病院(以下、新病院)に継承させた。これに対して、元病院を利用していた府中市等の住民が原告となって、広島県知事などを被告として、広島県知事が府中市に対して2012年3月9日付で行った地方独立行政法人府中市病院機構設立認可処分を、医師法19条1項(医師の応召義務規定)や医療法1条等の規定を手掛かりに、取り消すことなどを求めた行政訴

15「第9回地域医療を守る運動全国学習交流集会　基調報告」参照〈https://shahokyo.jp/wp/wp-content/uploads/2019/02/f33eb550047362551b454fd4d58d9feb.pdf (最終確認2020年12月26日)〉。

訟が広島地裁に提起された。つまり、行政が地方公立病院の機能を縮小させることを、その利用者たち住民が裁判所の力で止めさせようとする動きが起こったのである。

　まず、第1審の広島地方裁判所において、被告の広島県知事や府中市長は原告の請求を棄却するように求め、争われた結果、広島地方裁判所は2014年7月16日に原告、つまり住民の訴えを却下する判決を言い渡した。判決によれば、以下のような理由が挙げられた。[17]広島県知事による府中市に対する認可は、直接国民の権利義務を形成しまたはその範囲を確定する効果を有するものではなく、原告が主張する、身近な医療機関を選択する等の権利または利益はいずれも抽象的であって具体的な権利又は法的利益というに足りない。また、新病院は診療科目を減らすことなくそのまま存続して診療を継続しており、元病院で診療を受けていた者との関係で直接具体的に不利益となる影響が及ぼされたとは認められない。たしかに、新病院の病床数や常勤医数が減じられるとしても、それは新病院の付近住民が等しく受ける影響であって、それが限られた特定の者に対する関係でのみ、その権利または法的利益に影響するものではないから、その点を捉えても、やはり特定の者の具体的権利または法的地位に対する影響があるものと解することもできない。このように広島地方裁判所は、いわば本件訴訟で原告が求めていた、元病院の機能の存続に向けた、その廃止の取消しや元病院に代わる医療供給体制を持続的に確保するために必要な措置をとるべきことを命ずることの妥当性ないし相当性の判断に立ち入ることなく、その判断の前提となる行政事件訴訟法上の要件がないとして、いわば門前払いに等しい判断を

----

16 この訴訟については、広島県弁護士会所属の増田義憲弁護士にさまざまなご教示を賜った。記して謝意を表したい。
17 広島地判平 26・7・16（公刊物等未登載）。

行ったのである。

この広島地方裁判所の判決を不服とした原告住民は、この判決を取り消し、第1審でなされた原告の請求などを認めることを求めて、広島高等裁判所に控訴し、控訴審の判決が2016年1月20日に言い渡された。しかし、それは、以下のような理由を挙げて、原告の請求、すなわち控訴を棄却するものであった。[18]まず、府中市が、特定の第三者を利す目的あるいは本件病院の経営責任を放棄することのみを目的として、上記取組みをしたとまで認められず、府中市が制定した新病院設置の根拠となる府中市病院機構の設立に伴う関係条例の整備に関する条例が、控訴人ら住民に、将来にわたる医療保障権を与えたものとは解されないし、本件認可が、住民の権利を侵害したり、その範囲を確定したりするものではない。また、広島県の認可行為に処分性が認められるとの法的根拠はないし、広島県知事が、明らかに裁量権を逸脱して本件病院機構を設立することを許可したとも、地域住民にとっての必要最低限度の医療さえままならない状況を生じさせたともいえない。したがって、本件認可は、行政庁の処分には当たらないから、訴えは不適法である。さらに、住民らが主張する権利または利益は、これらの者が有する具体的な権利または法的利益というに足りないものであり、元病院が廃止されることによって、具体的な権利または法的利益が直接侵害されたとはいえない。なお、住民らは医師法19条1項の応召義務は個別の患者を保護する義務を医師のみならず病院にも認めたものであること、病院の周辺地域に居住する住民らは、本件病院の廃止により生命・健康の安全を守っていた医療の供給が失われたのは事実であるから、抽象的な事象ではない旨主張する。しかし、同項が定める個別の患者に対する診療義務は、患者が診療契約の申込みをした場合に、医師がこれを正当な事由無

---

18 広島高判平 28・1・20（公刊物等未登載）。

くして拒否できない公法上の義務を定めたものであり、これを根拠に本件病院で、その廃止前に受けていた診療を現在および将来にわたって受ける権利または法的地位にあることを導き出すことはできない。こうして、広島高等裁判所も、第1審の広島地方裁判所と同様に、行政事件訴訟法における行政訴訟の前提である要件が満たされないことを理由に、やはり事実上門前払いの判断をしたのである。

　この控訴審判決に対して、原告は最高裁判所に上告した。しかし、最高裁判所は2016年9月13日に、原告は違憲および理由の不備・食違いを言うが、その実質は事実誤認または単なる法令違反を主張するものに過ぎず、上告理由に当たらないなど、ごく簡単な理由づけで、上告棄却および上告不受理の決定を行い、訴訟は終結した。[19]

2　既存の法制に基づく訴訟の限界

　結局、上で見た訴訟では、裁判所は、医師法や医療法さらには憲法に照らして、地方の公立病院における病床数や医師数の削減という行政機関の判断を撤回させ、当該病院の近隣に居住し、その病院での診察や治療等を望む市民への医療サービス提供体制を行政機関に義務付けることの妥当性・相当性についての判断に立ち入ることはなかった。

　しかし、たとえ行政訴訟における門前払いを乗り越えることができたとしても、医師法、医療法、さらに憲法25条に規定されている健康で文化的な最低限度の生活を営む権利、すなわち、生存権のみに基づいて、裁判所に地方の医療崩壊に至る医療の削減を撤回させ、地域住民のニーズに応える医療サービスを提供させることを自治体に義務づけることには限界があると言わざるをえない。すでに見たように、医師法における応召義務も、あくまで国家が医師等を規制するために

---

19 最決平 28・9・13（公刊物等未登載）。

定められたものであって、その義務は医師が国家に対して負っている公法上の義務と一般に解されており、医療法における医療体制整備も国・自治体の努力義務に過ぎないからである（Chapter.3参照［→70頁］）。さらに、すでに見たように、憲法25条の生存権規定も、最高裁の解釈によって骨抜きにされ、国に大幅な裁量を認めるものでしかないからである。

コロナ禍がもたらすものは地方の医療崩壊だけではない

1　コロナ禍による地方の医療崩壊

このように、医師法・医療法を梃に、あるいは生存権を根拠にして、裁判所を使って医療崩壊を止めさせることには、現状では限界があると言わざるをえない。

そこに冒頭の新聞記事で見たようなコロナ禍が地方を襲う。その後も、2020年11月以降に旭川市の2つの病院での巨大なクラスターが発生するなど、コロナ禍の影響はとどまるところがない。こうした病院では、外来診療の受け入れを制限せざるをえなくなる。医療従事者がPCR検査で陽性判定を受けるだけで感染症法18条に基づき就業制限がかかるだけでなく（Chapter.1参照［→30頁］）、陰性判定であってもただちに就業できるわけではないために、その医療従事者が働く病院に大きな影響が出るからである。そして、こうした患者の受入れ制限のしわ寄せは、その病院から患者を受け入れなければならなくなる別の病院にも及び、別の病院の医療従事者も多忙を極めることになる。

このようなことが繰り返されていくと、病院が少ない地域をコロナ禍が襲う場合、地域の病院そのものが機能しなくなるおそれもある。まさにコロナ禍による地方の医療崩壊と言えよう。

2 コロナ禍が加速させる日本全体における医療の崩壊

しかし、病院が少ない、へき地と言えるような地域の医療だけがコロナ禍で崩壊するに止まるのであろうか？

すでに見たように、感染症病床数は減少の一途をたどってきた中で今回のコロナ禍は生じており、もはや感染症病床では対応できず、感染症指定医療機関以外の医療機関においてもCOVID-19の患者を受け入れるようになった（Chapter.1参照 [→38頁]）。そして、自由開業制の下、病院は人口の多い大都市に集中する傾向があるので、大都市においては、たとえコロナ禍であっても医療崩壊はありえないようにも見える。しかし、すでに報じられているように、大都市でも医療崩壊は現実のものとなっている。

その背景としては、医療法30条の4によって都道府県が定めるものとされる医療計画がある。この医療計画は1985年の医療法改正によって創設されたもので、民間の医療機関をも対象とする医療資源の効率的活用と医療供給体制のシステム化を目的として、各都道府県が病床数等の整備等の計画を策定するものであった[20]。その真の狙いは、効率化というところからも明らかなように、自由開業制の下、医療機関や医療費の増大にストップをかける点にある。この計画策定を義務付けられた各都道府県は地域ごとに必要病床数を設定し、実際の病床数がこれを上回る地域を病床過剰地域とみなして、病院の開設や増床に制限をかける形となっている[21]。こうして、各都道府県に医療計画通りに、病床増大にストップをかける競争が強いられる構造が生まれ、それが感染症病床を減らす方向で継続されてきた。コロナ禍においては、大都市であっても、医療崩壊が起こりうることは容易に

---

20 米村滋人『医事法講義』（日本評論社、2016年）83頁参照。
21 元永拓郎『関係行政論』（遠見書房、2018年）68頁参照。

想像できよう。というのも、医療費抑制に向けて医療の効率化が大都市においても進められてきたため、大都市であっても医療機関にコロナ禍に対応できるだけの余裕はないからである。そして、それはコロナ禍に襲われた地方で見られたように、感染症医療のみならず、他の医療にも波及することになる。

コロナ禍を契機に、地方だけでなく、日本全体で医療崩壊が加速するおそれは強いと言わなければならないのである。

患者の権利保障に基づくアプローチ

1　注目される医療基本法

このようないわば国任せの医療計画によって病床削減等が進められていく限り、コロナ禍の下で、適切な治療を受けられないままの患者が多数放置されるということになりかねない。しかも、そうした状況を裁判という手段で是正させることもできない。

そこで、注目されるのは、患者の権利保障を定めた医療基本法制定の動きである。もっとも、医師が制定すべきとする案と、患者とそれを支援する法律家が制定すべきとする案との間の距離は小さくはない。しかし、いずれも医療を、公共性を持つものとして位置づけた上で、患者の権利を認め、それを保障しようという点では一致している。

そして2019年には超党派による、医療基本法制定に向けての議員

----

22 たとえば、日本医師会医事法関係検討委員会がまとめた「『医療基本法』の制定に向けた具体的提言（最終報告）」（2014年3月）に示された医療基本法（仮称）案では、3条の基本理念の冒頭で医療提供者と医療を受ける者との相互の信頼関係に基づいて医療はおこなわれねばならないことが掲げられ、患者の権利は18条以下に定められるに過ぎない。これに対して、患者の権利法をつくる会による医療基本法要綱案世話人会案においては、目的、基本理念に続いて、患者の権利が定められている。前者については、以下の URLを参照〈https://www.med.or.jp/dl-med/teireikaiken/20140409_5.pdf（最終確認 2021年1月11日）〉。後者については、以下のURLを参照〈http://www.iryo-kihonho.net/_p/acre/11769/documents/medicalbasicactcommentary.pdf（最終確認 2021年1月11日）〉。

連盟も発足し、2020年11月16日には、40の団体が連名で、この議員連盟に対して、医療基本法において憲法13条および25条と医療制度との関係を明示すべきこと、良質かつ適切な医療を受ける権利が国民の基本的人権の1つであることをその基本理念として明示すべきことなどを内容とする提言もなされている。[23]

2　患者の権利保障を根拠とした医療崩壊防止

こうした患者の権利を基本に据えた医療基本法が制定されることで、上で見たような医療崩壊を防止することにつながることが期待できる。

たとえば、患者が良質かつ適切な医療を受けることが権利として保障されるとすれば、それは国家を始め自治体に、医療機関が患者に良質かつ適切な医療を提供できるようにする義務が生じることになる。そのための財政出動もなされねばならないし、医療従事者の質・量を高めることも求められる。さらに、効率化という観点から、病床数削減に向けて医療計画を策定させることは、この患者の権利保障に反することになるので、必然的に医療法に、この患者の権利保障が反映する法改正が求められることになり、少なくとも、解釈論のレベルでも医療計画の趣旨には上の意味での患者の権利保障が反映されねばならないことになる。このように、医療に関する行政の在り方を根本から変えることが期待されるのである。

また、行政のみならず裁判所に対しても、医療基本法が制定され患者の権利が保障されることは影響がある。すでに見たように、自治

---

23 この提言には、「医療基本法に関するわたしたちの意見」との標題が付されている。これについては、以下のURLを参照〈http://www.iryo-kihonho.net/_p/acre/11769/documents/%E5%8C%BB%E7%99%82%E5%9F%BA%E6%9C%AC%E6%B3%95%E3%81%AB%E9%96%A2%E3%81%99%E3%82%8B%E3%82%8F%E3%81%9F%E3%81%97%E3%81%9F%E3%81%A1%E3%81%AE%E6%84%8F%E8%A6%8B20201116.pdf〈2021年1月11日最終確認〉〉。

体相手の裁判において門前払いの判決が下された大きな原因は、身近な医療機関を選択する等の権利または利益はいずれも抽象的であって具体的な権利ではないとされたことにあると言えるが、患者が良質かつ適切な医療を受ける権利が保障されれば、このような判断は下せなくなるからである。

　さらに、門前払いを乗り越えたときに、問われるのは、幅広い行政の裁量である。憲法25条が骨抜きにされているのも、この幅広い裁量が前提とされているところが大きい。しかし、医療基本法で患者の権利保障が明文で定められることによって、この幅広い裁量にもメスが入り、より裁量の幅が小さくなり、逆に行政の義務がより明確となることも期待される。もちろん、医師法における応召義務の理解も患者の権利保障に即したものとならねばならず、これも医療崩壊を食い止めるための重要な裁判上の手掛かりとなりうる。

　このように、医療基本法において患者の権利保障が定められることで、国や地方公共団体の義務が強められ、たとえ過疎地域であっても適切な質と量の病院の設置・維持がなされねばならなくなることが期待され、行政がその義務を履行しない場合には、裁判所の力で強制される可能性も拓ける。

　このことは、病院で働く医療従事者にも義務を課すようにも見える。しかし、それだけではない。患者の権利を保障するためには、医師や看護師を始めとする医療従事者の労働者として適切な休養を取りつつ、適切な時間帯で働き、十分な賃金を受け取ることも保障されねばならないのである。医療従事者が過重労働を強いられるよう（Chapter.5参照［→118頁］）では患者の権利を保障することはできない、と肝に銘じなければならない。

コロナ禍の克服に向けて

　コロナ禍が加速させつつある地域医療の崩壊を防ぎ、患者に必要な医療を受けられるようにする対策が急務なことは言うまでもない。COVID-19の患者が、適時に適切な治療を安心して受けられることによってのみ、初めてCOVID-19の患者の潜在化を通したCOVID-19のまん延を防ぐことができるはずだからである。

　しかし、そのためには、自由開業制の下、大都市に偏在する民間病院が医療の担い手になってきたという、いびつな発展を遂げた日本の医療制度を、時間はかかろうとも、患者の権利保障を基軸とした、公的なものに衣替えしていく必要があるように思われる。しかも、それを通して、初めて医療従事者も、過酷な労働環境から解放され、患者に必要な適切な医療を提供できるようになるのではなかろうか。患者の権利を否定し、医療従事者にいわゆる「ガンバリズム」を強要する限り、決して地域医療の崩壊、さらにはコロナ禍を克服することはできないであろう。

読書案内

笠原英彦『日本の医療行政』（慶應義塾大学出版会、1999年）
　明治以降の日本の医療の歴史が過不足なく、しかも比較的丹念にまとめられている。日本の地域医療がなぜ危機に陥る構造になっているかを歴史に遡って学ぶことができる。

地域医療振興協会・自治医科大学地域医学研究会『今日と明日のへき地医療』（講談社、1991年）
　いわゆるバブル景気時においても、へき地医療がいかに公立・公的病院・診療所に依存しており、しかも、後継者不足に直面しているという危機的な状況をアンケート調査から浮き彫りにさせている。現在につながる地域医療の危機的状況を具体的なデータから学ぶことができる。

Epilogue

新型コロナウイルス禍の克服に向けて

岡田行雄（熊本大学）

「コロナ感染者らの差別ダメ　全国の20地方議会で条例」

　新型コロナウイルスに感染した人や医療従事者を差別や誹謗中傷から守るため、差別禁止を盛り込んだ条例を制定する自治体が増えている。本紙の調べでは、24日までに少なくとも20都県市で条例が成立した。今冬には感染再拡大も予想され、年内の制定を目指して準備する自治体もある。

（東京新聞 2020年10月25日朝刊）

差別禁止条例はあっても……

　COVID-19の患者やその家族等への差別のみならず、COVID-19の治療にあたる医療従事者やその家族にまで差別は及んでおり、それへの対応が上の記事でも紹介されている。医療従事者が差別に苦しめられれば、それは治療にも悪影響を及ぼすことは必至である。それゆえ、条例で医療従事者等への差別を禁止しようというのであろう。

　しかし、こうした差別禁止を盛り込んだ条例で、医療従事者がCOVID-19の治療に力をつくせる状況になるのであろうか？　さらにいえば、そもそも医療従事者への差別は解消されるのであろうか？

差別禁止にもかかわらず……

1　ハンセン病患者等への差別被害をもたらし断罪された「らい予防法」

　本書の冒頭でも触れたように、COVID-19の患者やその家族への差別は、ハンセン病と疑われた者への強制検診、そしてハンセン病と診断された者の強制隔離・収容、ハンセン病患者がいた場所の消毒義務などを定め、1996年に廃止された「らい予防法」が引き起こした差別被害を彷彿とさせるものである。

　この「らい予防法」が引き起こした差別と表現するのには、理由がある。1998年に熊本地方裁判所等に提訴された、「らい予防法」廃止を怠った国の責任を真正面から問う「らい予防法」違憲国賠訴訟について、熊本地裁は2001年5月11日に、憲法違反である「らい予防法」を廃止しなかった国の責任を認め、原告全面勝訴の判決を言い渡した。[1]この判決では、ハンセン病に対する恐怖心や偏見を多くの者に植えつけたきっかけとして、1929年以降に大々的に行われた「無らい県運動」が挙げられ、「らい予防法」の存在そのものが、ハンセン病に対する差別・偏見の作出・助長・維持に大きな役割を果たしたと指摘されたからである。

　ハンセン病患者の家族への差別も、いわゆるハンセン病家族訴訟について2019年6月28日に熊本地裁が言い渡し、確定した判決において、たしかに、「らい予防法」は、ハンセン病患者家族について直接規定したものではないが、同法の隔離規定は、それまでのハンセン病隔離政策等と一体となり、ハンセン病患者の家族に対する偏見差別を維持、強固にしてきたことが認められると指摘されている。[2]同

---

1 熊本地判平 13・5・11 判例時報 1748 号（2001 年）30 頁以下参照。
2 熊本地判令 1・6・28 判例時報 2439 号（2020 年）4 頁。なお、ハンセン病家族訴

判決によれば、こうした偏見差別の結果、ハンセン病者の家族も、社会において平穏に暮らす権利が侵害されたと指弾されたのである。

2　家族への差別禁止規定とその無力さ

　「らい予防法」という法律が引き起こした差別被害は筆舌につくしがたいものがある。あの家から患者が出たとなると、その家族も地域に住めなくなるほどの凄まじい差別が襲いかかった。その結果、ハンセン病の父親を殺した長男がライフルで自殺する事件や、恋人から自分の兄がハンセン病であることを告げられた女性が前途を悲観して自殺をはかるという事件なども発生した。しかし、実は、「らい予防法」[3]3条は、「何人も、患者又は患者と親族関係にある者に対して、そのゆえをもつて不当な差別的取扱をしてはならない」と定めていた。つまり、ハンセン病者やその家族への差別を禁止する法規定はあったのである。もっとも、この「らい予防法」に3条違反行為に対して刑事罰を科す規定は置かれていない。したがって、患者やその家族への差別は、せいぜい民法上の不法行為による損害賠償等の対象になるに過ぎないが、この規定が到底機能したとは言えない。

　そうすると、冒頭で取り上げたような条例でCOVID-19の患者やその家族、さらには医療従事者やその家族への差別が防止されるとは到底考えられない。「無らい県運動」とは形は違えども、COVID-19への恐怖を煽り、しかも、会食など、感染は自己責任で発生するかのような報道が繰り返され、COVID-19の患者は悪者とされ、その家族も含め責任を問われる構造が生き続けているからである。これに感染力の高さも加わっているというハンセン病とは異なる事情もある。し

訟の意義などについては、内田博文「ハンセン病国賠訴訟（熊本地判令1・6・28）について」判例時報 2439 号（2020 年）312 頁以下参照。
3 1950 年に熊本県で発生した、これらの事件については、無らい県運動研究会『ハンセン病絶対隔離政策と日本社会』（六花出版、2014 年）197 頁参照。

たがって、上で見た付け焼刃のような条例だけでは、差別被害が継続すると見るべきであろう。さらに、忘れてはならないこととして、ハンセン病の元患者への差別がいまだに消え去ってはいないことも挙げられる。このことは、2001年の熊本地裁判決を契機に、首相などが「らい予防法」がもたらしたさまざまな被害について謝罪し、行政が差別解消に努め始めた後の、2003年に発生した黒川温泉宿泊拒否事件を契機に加えられた菊池恵楓園入所者自治会への攻撃を見れば明らかであろう。また、2016年に実施されたハンセン病療養施設の入所者570人と退所者119人からのアンケートでは、入所者の75%、退所者の89%が今も差別や偏見があり、入所者の52%、退所者の57%が「らい予防法」廃止後も周囲の変化がなく、入所者の17%、退所者の21%が法廃止後、自身や家族・親族が地域で不快な思いをしたり、結婚に反対されたりするなどの差別を受けたとの回答があったと報じられている。さらに、2019年のハンセン病家族訴訟での勝訴判決確定を受けて、ハンセン病の元患者の家族への補償が法律によってなされることになったが、いまだに家族からの補償請求が少ないという現状もある。このように法が差別を引き起こし、助長・強化したという教訓に学ばなければ、こうした延々と続く差別被害が繰り返されることになろう。

---

4 黒川温泉宿泊拒否事件とそれを契機とした菊池恵楓園入所者自治会に対する攻撃については、内田博文『ハンセン病検証会議の記録』(明石書店、2006年) 488頁参照。

5 毎日新聞2016年3月27日参照。

6 2019年11月22日にハンセン病元患者の家族に対する補償金の支給等に関する法律が施行され1年が経過したにもかかわらず、この補償請求手続を行った家族は2割強に過ぎないと報じられている。朝日新聞2020年11月22日〈https://www.asahi.com/articles/ASNCQ5VTGNCLTIPE03H.html (最終確認2021年1月16日)〉。

「らい予防法」の教訓に学ぶ

1 「らい予防法」の教訓

　「らい予防法」は、ハンセン病の疑いがある者に検診を強制し、ハンセン病との診断を受けると、患者を強制隔離した他、患者の従業を禁止するなど、患者の人権を大きく制約した。この法が、熊本地裁が指摘したように、患者やその家族への差別を引き起こした上で、それを助長し、強固なものにした。この差別の淵源には、「ハンセン病は感染力の強い、恐ろしい病気である」との科学的に見れば、誤った見解があった。この誤った見解を牽引した権威者として、文化勲章を受章した光田健輔などが挙げられる。光田らは、国会においても、専門家として、「らい予防法」による強制隔離の推進以外にハンセン病を撲滅する方法はないとの誤った証言を行い、それが旧「癩予防法」を「改正」した、「らい予防法」立法の根拠となった[7]。

　「恐ろしい感染症」という誤謬に基づく法による強制検診・強制隔離は合理性のない扱いであって、憲法14条に反するものとなる。これが、「らい予防法」を違憲とした判断の基底にある。もちろん、「らい予防法」に基づく、療養所でのハンセン病患者や元患者の扱いは、憲法13条が保障する幸福追求権を侵害し、個人の尊厳を犯すものでもあり、憲法13条に反するものでもあった。

　こうした誤った法律による差別に加えて、そもそも患者の人権保障を欠いた医療は、本来は病に苦しんでいるはずの患者を別の恐怖に陥れ、その自発的な受診を妨げ、むしろ、患者を潜在化させてしまう。ハンセン病の場合、その原因菌とされる、らい菌の感染力は極めて弱いため、潜在化の弊害は顕在化しなかったと言えようが、新型コロ

---

7 国立療養所の3人の園長が1951年11月に参議院厚生委員会らい小委員会に呼ばれ、絶対隔離政策の継続と患者への懲戒検束権の強化を訴えたことが「らい予防法」制定に影響を与えたことについては、内田・前掲註4書198頁参照。

ナウイルスの感染力が強いのであれば、COVID-19の患者の潜在化は、感染の拡大という、感染症対策にとっての決定的な矛盾を引き起こすことになる。この患者の潜在化を防ぐために、PCR検査拒否やCOVID-19の患者の入院拒否に罰則を定めようとする法改正や条例制定の動きがある（Column①「特措法と感染症法の改正」参照［→43頁］）。しかし、罰金刑ないし懲役刑を法定しようが、PCR検査忌避を完全に防止することはできないであろう。また、PCR検査拒否者に実際に懲役刑を科すためには、もちろん刑事手続を経て実刑判決が確定する必要がある。そのために、留置施設や拘置所における身体拘束がなされることもあろうが、そうなると、そこで感染が拡大する可能性も否定できない上、感染防止のために留置施設や拘置所の職員のみならず、そこに拘禁されている被疑者等にまで過度の負担をかけざるをえない。結果的に、こうした手続がかえって感染拡大を引き起こすとなれば、これも大いなる矛盾と言わなければならない。こうした法律による差別や罰則威嚇による検査拒否・入院拒否防止は、いずれも「らい予防法」の教訓に学んだものとは言えず、「らい予防法」が犯した過ちを繰り返し、あるいは拡大させるものと言えよう。[8]

----

8 一般社団法人日本医学会連合は、2021年1月14日に、感染症の制御は国民の理解と協力によるべきであり、法のもとで患者・感染者の入院強制や検査・情報提供の義務に、刑事罰や罰則を伴わせる条項を設けないことなどを内容とする「感染症法等の改正に関する緊急声明」を発表した。そこでは、ハンセン病患者の強制収容が法的になされ、まん延防止の名目のもと、科学的根拠が乏しいにもかかわらず、著しい人権侵害が行われてきたことを踏まえるべきことが強調されている。さらに、COVID-19の患者等への偏見・差別の対策なしに、感染者個人に責任を負わせることは倫理的に受け入れがたく、刑事罰を伴う入院強制等は、国民の主体的で積極的な参加と協力を得ることを著しく困難にし、刑事罰を恐れて検査を受けない、あるいは検査結果の隠蔽を招き、結果として感染の抑止が困難になると指摘している。この緊急声明については、以下のURLを参照〈https://prtimes.jp/main/html/rd/p/000000002.000070404.html（最終確認2021年1月17日）〉。

2　差別禁止と差別被害救済に向けた取組み

したがって、「らい予防法」の教訓に学ぶことこそ、コロナ禍克服の第一歩と言える。

ところで、冒頭で見た条例や「らい予防法」にも差別禁止は明示されていても、差別とは何かが明示されているわけではない。障害者差別の問題に取り組んできた弁護士の東敏裕は、「何が差別であるかの『物さし』がない日本では、その判断が思いやりとか良心という道徳規範に委ねられている。これでは、具体的な行動規範たりえない。……まずは、具体的に何が差別であ」るという「『物差し』を提供し、ルールを明確化することである」と指摘してきた。[9]しかし、コロナ禍で生じている差別に対する、日本政府には、東が指摘したような、物差しとなるルールの明確化に取り組む姿勢を看取することはできない。たとえば、政府の新型コロナウイルス感染症対策分科会「偏見・差別とプライバシーに関する ワーキンググループ　これまでの議論のとりまとめ」（2020 年 11 月）においても、今後のさらなる取組みとして、新型コロナウイルス感染症に関する正しい知識の普及、偏見・差別等の防止等に向けた啓発・教育の強化等が挙げられているが、法で禁止されるべき差別を明確に定義することは挙げられていないからである。[10]

次に、たとえ禁止される差別が法で明確に定められたとしても、差別がなされた場合に、実効性ある手続がなければ、「絵に描いた餅」で終わり、差別の被害者の救済には至らない。これに関連して、差別禁止法の必要性を説いた内田博文は、差別の被害者が裁判所での訴訟を通して差別被害の救済を求めようとしても、その段階で社会

---

9 東俊裕「障害のある人の権利条約の意義と課題」社会福祉研究 98 号（2007 年）8 頁。
10 この「とりまとめ」については、以下の URL を参照〈https://www.cas.go.jp/jp/seisaku/ful/henkensabetsu_houkokusyo.pdf（最終確認 2021 年 1 月 17 日）〉。

的なバッシングを甘受してまで得られるものは乏しい上に、訴訟では原告となった被害者が証拠で差別被害の実在等を証明せねばならず、しかも時間と費用、さらには優秀な弁護士まで必要という点で、いくつもの高いハードルがあることを指摘している。そこで、内田は、[11]1993年12月に国連総会で採択された「国内機構の地位に関する原則」（パリ原則）から求められる、国や自治体から独立した国内人権機関を設置し、差別被害者がこの機関に申立てを行えば、簡易迅速かつ柔軟な手続を通して被害の救済が図られる制度の必要性を指摘している。[12]ここでの被害の救済は、差別加害者の処罰にあるのではなく、加害者と被害者が互いの理解を促進する形の手続を通して、差別加害者が差別被害者から学ぶなどして、パリ原則が求める友好的な解決を実現することが、その中心とされる。[13]

　差別禁止が実効性を持つには、少なくとも以上で挙げられた課題に取り組むことが求められる。単に、条例や法律で、COVID-19の患者等や医療従事者等に対する差別禁止を抽象的に定めたところで、ほとんど意味はないと言わなければならない。

患者の人権保障に基づいたCOVID-19対策

1　患者の人権保障に基づいた対策を！

　「らい予防法」の教訓に学ぶことは、COVID-19の患者等や医療従事者等への差別を禁止し、実効的な差別被害の救済を図ることに止まらない。

----

11 部落解放・人権研究所編『被差別マイノリティのいま』（解放出版社、2017年）332〜333頁参照。
12 内田博文『求められる人権救済法制の論点』（解放出版社、2006年）75頁参照。なお、パリ原則は同書の巻末資料において日本語に翻訳された形で紹介されている。
13 内田・前掲註12書77頁参照。

すでに、本書のChapter.1以降で繰り返し提示されているように、患者の人権保障を出発点としてCOVID-19対策に取り組むことも必要なのである。そして、このことは、COVID-19対策に止まらず、精神医療も含めた医療全般に及ばねばならない。それは、基本的人権の尊重を原則の1つとする日本国憲法が求めるものでもある。

さらに言えば、国際社会から求められているものでもある。たとえば、国連合同エイズ計画（UNAIDS）は、世界的に恐れられた感染症であるAIDSの経験を基に、2020年3月20日に「COVID-19時代の人権」（Rights in the time of COVID-19）と題する報告書を発表した。[14]内容は多岐にわたるが、次のように、最も弱い立場にある者の人権保障がCOVID-19対策の中核でなければならないことを説いている。

　40年にわたるHIV流行の経験と教訓は、人権を基本にしたアプローチがなければ、効果的でバランスの取れた対策は実現しないことを示している。そのアプローチの中心となるのが、コミュニティを主体にし、対策への理解を広げることである。連帯やさしさを重視し、最も弱い立場の人たちへの配慮を優先し、誰もが自分自身と他の人たちをウイルスから守るための行動をとれるように力づけなければならない。そうすることが流行に影響を受けているコミュニティと政府、公衆衛生担当者の間の信頼関係を構築するには不可欠であり、信頼関係がなければ、迅速な対応も、効果的な対策の実現も期待できない。また、対策を急ぐあまり、すでに存在する不公平、情報の欠如、費用・スティグマ・プライバシーに関連する障壁、雇

---

14 この報告書の原文は、以下のURLから入手できる〈https://www.unaids.org/sites/default/files/media_asset/human-rights-and-covid-19_en.pdf（最終確認2021年1月17日）〉。なお、同報告書の日本語訳については、以下のURLを参照した〈https://api-net.jfap.or.jp/status/world/pdf/human-rights-and-covid-19_JP(20200513).pdf（最終確認2021年1月17日）〉。

用や家計の不安などへの対応を怠り、対策の効果が失われるようなことがあってはならない（同報告書日本語訳2頁）。

　また、刑事罰などの強制を中心とするCOVID-19対策には、次のような欠陥があることも指摘されている。

　　HIVの流行から学んできたことは、そうした規制を中心にした手段、スティグマを生み出しやすい手段、懲戒的な手段は重大な人権侵害につながり、往々にしてすでに弱い立場に置かれているコミュニティに過大な影響を与える結果を招くということだ。そうなれば、感染症の流行に適切に対応できず、症状のある人を潜在化させ、自分自身の健康やコミュニティを守る妨げとなる障壁の撤廃も困難になる（同報告書日本語訳3頁）。

　また、国連人権高等弁務官事務所が2020年5月13日に発した「COVID-19ガイダンス」(COVID-19 Guidance) においても、COVID-19拡散阻止のための措置をとる場合に、さまざまな領域の人権（経済的・社会的権利および市民的・政治的権利を含む）を尊重することは、公衆衛生上の対応が成功するための基本となること。そして、COVID-19の治療は、差別なくすべての人に対して利用可能とされるべきであり、治療費を払えないこと、またはスティグマのために治療を受けられなくさせられていることを理由に治療を拒否される人がひとりも出ないようにしなければならないことなどが指摘されている。

---

15 このガイダンスの原文は、以下の URL から入手できる。〈https://www.ohchr.org/Documents/Events/COVID-19_Guidance.pdf（最終確認2021年1月17日）〉。なお、同ガイダンスの日本語訳は、平野裕一によるものを参照した。平野裕一による訳文は以下のURLで参照できる〈https://img.atwikiimg.com/www26.atwiki.jp/childrights/attach/326/39/OHCHR%20COVID19%20Guidance%20Japanese%200429.pdf（最終確認2021年1月17日）〉。

このような国際社会からの要請をも踏まえると、COVID-19のあらゆる患者に対して、感染の理由を問うことなく、貧富、社会的地位、ジェンダーなどで差別されずに、患者が求める適切な治療が提供されることも実現されねばならないことが帰結されよう。こうしてさまざまな差別被害を受けることなく患者が必要としている治療が保障されることこそ、患者の潜在化を防ぎ、ひいてはCOVID-19の拡大を防止することにつながるのではなかろうか。

2　患者の人権保障こそ医療の守り手

　もちろん、COVID-19のすべての患者に適切な治療を提供しようとしても、乏しい日本の医療リソースでは、そのためのマンパワーや病床が足りず、医療従事者の過重労働が増すばかりではないかという批判もありえよう。しかし、患者の人権保障は医療従事者にいわゆる「ガンバリズム」を強要したうえで成り立つものであってはならない。むしろ、患者の人権保障が実質化するためには、医療従事者の労働者としての各種の人権も保障されねばならない（Chapter.5参照［→127頁］）。十分なマンパワーと医療器材、医薬品等が医療機関に供給されるだけでなく、医療従事者がその働きに対する適切な賃金を得て、十分な休養を取り、万全の状態で患者への治療に当たれてこそ、初めて患者の人権保障もまっとうされると言えよう。逆に言えば、患者の人権保障こそ医療従事者、ひいては良質な医療の守り手となるのである（Chapter.8参照［→190頁］）。

　したがって、コロナ禍に人々が呻吟している日本において現時点で求められることは、COVID-19の患者受入れをためらわざるをえない医療機関にヒト・モノ・カネの支援を国や自治体が惜しまないことであって、感染症法の「改正」によって、国や知事からCOVID-19の患者受入れを勧告された病院がそれを拒否した場合に、その病院名

を公表するなど、事実上の罰則で民間の医療機関を脅すことではないはずである。[16]

コロナ禍克服の処方箋

1　医療基本法の制定を！

　以上で論じたとおり、コロナ禍にある日本だからこそ、患者の人権保障に基づく医療が提供されるような取組みが進められねばならない。もっとも、2019年に患者の人権保障を基軸とした医療基本法制定に向けての議員連盟も発足し、その成立に向けて順調に歩みを進めてきた動きは、コロナ禍の中で、停滞を余儀なくされているように見受けられる。

　しかし、COVID-19の疑いある者やその家族にまで差別・偏見が及ぶ現状が改められない限り、COVID-19の患者が潜在化することは防ぐことはできず、かえってCOVID-19が拡大する結果をもたらしかねない。こうした差別構造を温存したまま、PCR検査を忌避せざるをえなかった者が満足な治療も受けられないまま、最悪の場合にCOVID-19によって死亡することを自己決定ゆえの自己責任と切って捨てて良いのであろうか？

　不幸にしてCOVID-19に罹患すること自体、そもそも犯罪ではない。にもかかわらず、COVID-19の患者やさらにはその家族までも、あたかも罪人のごとく扱うとすれば、そうした前近代性自体が、合理的な感染症対策に真っ向から反するものと言わなければならない。

　「患者の権利法をつくる会」のウェブサイトには、「医療基本法と新型コロナウイルス感染症問題に関する論点整理」が挙げられており、

---

16 厚生労働省が感染症法の改正案において、国や知事が医療機関にCOVID-19の患者受入れを勧告できるようにし、この勧告に従わない病院名などを公表することも検討していると報じられている。毎日新聞2021年1月16日。

そこでは、次のような記載がある。

　　健康の維持のために、感染症蔓延防止が重要であるとしても、その対策は、単に感染者あるいは発症者が少ない状態だけを目指すものではなく、国民、地域住民のひとりひとりが、精神的かつ社会的にも良好な状態にあることを目指すものでなければならない。[17]

　したがって、患者の人権保障を基軸に据えた医療基本法は、たとえコロナ禍であっても、COVID-19の患者をやみくもに隔離することを許容するものではなく、ましてや、COVID-19の患者が社会において差別されることを許容するものではないはずである。

　このような、医療基本法の1日も早い立法こそが目指されねばならない。

2　医療基本法に基づく教育・啓発の重要性

　しかし、医療基本法が成立すれば、COVID-19の患者に対してただちに適切な医療が受けられる状態になるわけではない。医療基本法を活かすには、これに基づいて、医師法、医療法、感染症法、および特措法について法改正や新たな法解釈がなされなければならない。

　さらには、医療基本法に基づく医学教育の改革も必至である。日本の医学教育においては、国際基準を掲げトップ・ダウン型で号令を

----

[17] 患者の権利法をつくる会「医療基本法と新型コロナウイルス感染症問題に関する論点整理」（2020年7月30日）9頁。これについては以下のURLを参照〈http://www.iryo-kihonho.net/_p/acre/11769/documents/%E6%96%B0%E5%9E%8B%E3%82%B3%E3%83%AD%E3%83%8A%E6%84%9F%E6%9F%93%E7%97%87%E5%95%8F%E9%A1%8C%E3%81%AB%E9%96%A2%E3%81%99%E3%82%8B%E8%AB%96%E7%82%B9%E6%95%B4%E7%90%861_.pdf（2021年1月18日最終確認）〉。

出す行政の思惑と、医学生を「自立したプロとしての医師」へと促すことが思うようにいかない医学教育現場とのギャップという問題がある（Chapter.7参照［→156頁］）。このギャップが、医療基本法に基づいて、患者の人権を保障できる医師を始めとする医療従事者を養成する方向で埋められねばならないのである。担い手の養成なしに、患者の人権が保障されるはずはないからである。

　そして、医療基本法を医療従事者に根づかせる教育のみならず、それを市民にも根づかせる必要もある。市民は、国家や行政に隷従する者ではない。しかし、同時に医療従事者に無理難題を要求する、わがまま勝手な「孤人」では、医療基本法は活かされない。医療基本法を活かすには市民による「不断の努力」もまた必要なのである。医療基本法についての啓発が必要なゆえんである。

　こうして、誰しもが患者となるときに、医療従事者と信頼関係を構築できるようになり、そうした信頼関係に基づいて、患者が希望する適切な医療が提供されることこそ究極の目標である。コロナ禍克服の処方箋も、その延長線上にあらねばならない。

読書案内

医療基本法会議『医療基本法　患者の権利を見据えた医療制度へ』
（エイデル研究所、2017 年）

　患者の権利を定める医療基本法制定の重要性と医療基本法が医学教育や医療現場に与えるインパクトをさまざまな論者が説いている書籍。医療基本法制定に向けたおおまかな動きも把握することができる。

内田博文『求められる人権救済法制の論点』（解放出版社、2006 年）

　2002 年に国会に上程された人権擁護法案や2005 年に成立した「鳥取県人権侵害救済推進および手続に関する条例」を批判的に検討しつつ、差別被害などの救済に必要な制度の在り方を示す書籍。パリ原則などを巻末資料で掲載している。

編著者

岡田行雄 (執筆：Prologue、Chapter.8、Epilogue)

　おかだ・ゆきお。熊本大学大学院人文社会科学研究部（法学系）教授。1969年生まれ、長崎市出身。1991年九州大学法学部卒業。1996年九州大学大学院法学研究科博士課程単位取得退学。1996年九州大学法学部助手を皮切りに、聖カタリナ女子大学社会福祉学部専任講師、九州国際大学法学部助教授を経て、熊本大学法学部准教授。2010年5月同教授。2017年4月から現職。主要業績として、『少年司法における科学主義』（日本評論社、2012年）、編著『非行少年のためにつながろう！』（現代人文社、2017年）など。

著者 (五十音順)

内山真由美 (執筆：Chapter.1、Chapter.4、Column)

　うちやま・まゆみ。佐賀大学経済学部准教授。1982年生まれ、福岡県出身。2010年九州大学大学院法学府博士後期課程単位取得退学／修士（法学）、九州大学大学院法学研究院助教を経て2013年4月から現職。主要業績として、「医療観察法と精神医療」内田博文ほか編『〈市民〉と刑事法〔第4版〕』所収（日本評論社・2016年）など。

大場史朗 (執筆：Chapter.3、Column)

　おおば・しろう。大阪経済法科大学法学部准教授（刑事法）。1983年生まれ、福岡県出身。主要業績として、「現代警察活動とわたしたち」内田博文ほか編『〈市民〉と刑事法〔第4版〕』所収（日本評論社、2016年）など。

大薮志保子 (執筆：Chapter.6)

おおやぶ・しほこ。久留米大学法学部准教授。1969年生まれ、福岡県出身。1999年九州大学大学院法学研究科博士後期課程単位取得退学／修士（法学）。主要業績として、「薬物依存と刑罰」内田博文ほか編『〈市民〉と刑事法〔第4版〕』所収（日本評論社、2016年）など。

岡本洋一 (執筆：Chapter.2)

おかもと・よういち。熊本大学大学院人文社会科学研究部（法学系）准教授。1972年生まれ、神奈川県出身。2003年関東学院大学大学院法学研究科博士課程修了／博士（法学）。主要業績として、『近代国家と組織犯罪』（成文堂、2017年）など。なお、大学の職を得るまでの経歴については「オーバードクター12年」を参照（WEB検索でどうぞ）。

櫻庭 総 (執筆：Chapter.5)

さくらば・おさむ。山口大学経済学部准教授（刑事法）。1980年生まれ、弘前市出身。2009年九州大学大学院法学府博士後期課程単位取得退学後、2010年に同大学より博士（法学）取得。主要業績として、『ドイツにおける民衆扇動罪と過去の克服』（福村出版、2012年）、Hate Speech in Japan (co-author、Cambridge University Press、2021)、『ヘイトスピーチに立ち向かう』（共著、日本評論社、2019年）など。

森尾 亮 (執筆：Chapter.7)

もりお・あきら。久留米大学法学部教授。1967年生まれ、長崎県出身。1995年九州大学大学院法学研究科後期課程単位取得退学／修士（法学）。九州大学法学部助手、福岡教育大学非常勤講師を経て、2001年4月から久留米大学法学部助教授。2013年4月から現職。主要業績として、「刑事法の国際化」内田博文ほか編『〈市民〉と刑事法〔第4版〕』所収（日本評論社、2016年）など。

患者と医療従事者の権利保障に基づく医療制度

新型コロナウイルス禍を契機として考える

2021年3月26日　第1版第1刷発行

編　著	岡田行雄
著　者	内山真由美、大場史朗、大薮志保子、岡本洋一、櫻庭 総、森尾 亮
発行人	成澤 壽信
編集人	齋藤 拓哉
発行所	株式会社 現代人文社
	〒160-0004　東京都新宿区四谷2-10八ッ橋ビル7階
	振替　00130-3-52366
	電話　03-5379-0307（代表）／ FAX　03-5379-5388
	E-Mail　henshu@genjin.jp（代表）／ hanbai@genjin.jp（販売）
	Web　http://www.genjin.jp
発売所	株式会社 大学図書
印刷所	シナノ書籍印刷 株式会社
装　画	OVER ALLs〈http://www.overalls.jp/〉
ブックデザイン	Malpu Design（宮崎萌美）

検印省略　PRINTED IN JAPAN　ISBN 978-4-87798-777-0　C3036
　　　　　©2021　OKADA Yukio
　　　　　UCHIYAMA Mayumi, OBA Shirou, OYABU Shihoko,
OKAMOTO Yoichi, SAKURABA Osamu, MORIO Akira